TRAITÉ PHILOSOPHIQUE

DES

MALADIES ÉPIDÉMIQUES.

CONSIDÉRÉES

SOUS LE RAPPORT DES PHÉNOMÈNES MORBIDES

Produits par le seigle ergoté , les blés charbonnés, niellés, in-
festés par les charançons, et généralement tous les grains mal
nettoyés ;

Et de la nécessité

D'épurer et assainir les grains par l'eau et par le feu afin de leur
rendre la valeur, la qualité nécessaires à un bon et salutaire usage.

PAR

P.-H. DUVIVIER DE SAINT-HUBERT,

Officier de l'ordre royal de la Légion-d'Honneur , chevalier de l'Ordre d'Honneur de première classe de Prusse, docteur en médecine de la Faculté de Paris, ex-chirurgien en chef de l'Hôpital de la maison civile et militaire du Roi ; ci-devant professeur d'anatomie, de physiologie et de chirurgie à l'hôpital militaire d'instruction au Val-de-Grâce.

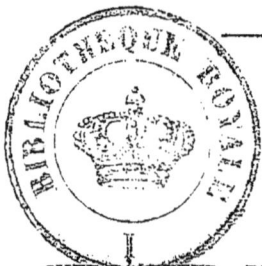

Nihil tam difficile est, quin quærendo
investigari possit.

TERENCE.

PARIS,

CHEZ L'AUTEUR, RUE NEUVE-SAINT-AUGUSTIN, N° 41;
ET CHEZ DELAUNAY, LIBRAIRE AU PALAIS-ROYAL, GALERIE D'ORLÉANS.

1836.

L'auteur, dans cet ouvrage, passe en revue les diverses substances alimentaires, leur influence salutaire ou nuisible sur la santé de l'homme, et il le termine par un aperçu raisonné sur le choléra.

IMPRIMERIE DE MADAME VEUVE POUSSIN, RUE ET HÔTEL MIGNON, N° 2.

ERRATA.

AVERTISSEMENT.

Les recherches que j'ai faites afin de découvrir les causes des maladies, de pouvoir juger de leurs effets, et d'adopter un mode de traitement rationnel, m'ont conduit à des résultats favorables.

Quarante années d'études et d'expériences acquises aux armées, dans les hôpitaux civils et militaires, tant en pays étrangers, qu'en France, dans ceux de Franciade, de St.-Denis, de Strasbourg, de Paris, et chez les particuliers, m'ont permis de soumettre aux plus minutieuses investigations, un très grand nombre d'observations et de rassembler les faits les plus précieux.

Parmi ces derniers, j'en ai rencontré plusieurs qui, bien que n'étant pas essentiellement du domaine de la médecine, m'ont cependant paru devoir fixer l'attention, à cause de la part qu'ils ont eue sur les productions des accidens maladifs auxquels ils ont donné naissance.

Tandis que je cherchais à découvrir et à bien connaître les divers genres d'altérations des grains employés à la confection des farines et à la manutention du pain ; qu'il m'importait de savoir quelle était la spécialité d'action, le mode de perturbation et de localisation de chaque partie nuisible qui se rencontre, ou peut se rencontrer dans le pain confectionné avec des farines de grains de mauvaise qualité, de leur côté, d'utiles et d'honorables industriels avaient cherché et trouvé les moyens de rendre aux grains les valeurs qu'ils perdent par les maladies qui les atteignent, et par les altérations qu'ils éprouvent.

Les procédés auxquels ils ont recours ayant obtenu et devant irrévocablement obtenir un plein succès, l'humanité se trouve intéressée à ce que tous les grains avariés y soient soumis à l'avenir. En favorisant la plus pré-

1

cieuse de toutes les industries, à cause des avantages à obtenir des grains lavés et séchés, l'administration rendra de grands services au commerce, et de bien plus importans encore à la conservation de la santé et de la vie de ses administrés.

Faire connaître le danger en montrant en même temps le chemin pour l'éviter, indiquer là où ils sont, l'un et l'autre, appeler tout à la fois la sollicitude de la haute administration, et indiquer les bénéfices à faire en remplacement des pertes réelles, mettre chaque individu dans le cas de trouver une nourriture saine et bienfaisante, au lieu de substances altérées, avariées, et quelquefois nuisibles : telles sont les considérations qui me déterminent aujourd'hui à livrer au public un extrait d'un traité inédit sur les maladies épidémiques qui ont régné en Europe.

Lorsqu'une question, qui touche à des intérêts aussi majeurs que ceux que je viens d'énumérer, peut être résolue avantageusement, que sa solution tourne au profit de tous, je crois que l'on ne saurait trop s'empresser de la traiter avec tout le développement que comporte l'importance qu'il faut attacher au commerce des grains et des farines.

Dans l'exercice de l'art de guérir, il faut que le passé éclaire le présent, et que celui-ci sache profiter de ce qu'il a appris, afin de prévoir et de prévenir les accidens qu'il sait être de nature à porter préjudice à la santé des animaux, et à la conservation de celle des hommes.

Il est, je le sais, telles ou telles circonstances dans lesquelles il ne conviendrait pas de donner de la publicité, car celle-ci n'est bonne qu'autant qu'elle est employée à faire ressortir le bien, fait ou à faire.

Le désir de faire le bien ne suffit pas toujours pour le tenter ; il faut encore saisir l'instant opportun, le *quando* et le *quomodo*.

Toutes les propositions, toutes les indications de faits et leurs conséquences, toutes les inductions à en déduire sont consignées dans le mémoire ci-joint, d'après des principes fixes et sur des témoignages irrécusables.

On ne peut jamais être surpris de l'importance que tout médecin doit sans cesse attacher à la recherche et à la connaissance des causes des maladies, surtout de celles qui affectent un caractère épidémique.

Le traité *de aere, locis et aquis* offre le plus beau modèle à suivre par tout praticien; mais les progrès qu'ont faits les sciences naturelles, physiques et chimiques ne peuvent manquer d'étendre les moyens de traitement qui, sans elles, sont incertains et d'un succès douteux.

Toute médication qui n'est pas fondée sur l'observation, l'expérience et le raisonnement est douteuse, parce qu'elle ne peut être que le fruit d'un empirisme toujours aveugle, et le plus souvent dangereux.

Puisque l'humanité, l'agriculture, le commerce, les établissemens publics, les hôpitaux et hospices, la marine et l'armée de terre, ainsi que l'administration supérieure peuvent retirer de grands avantages des moyens à employer pour enlever aux grains les parties nuisibles qu'ils peuvent contenir, les inventeurs des machines mises en usage pour y parvenir, ont acquis des droits imprescriptibles à la reconnaissance.

Si depuis long-temps je n'avais pas connu les essais faits sur les diverses espèces de grains, si je ne connaissais les résultats obtenus par le lavage de ces grains, qui ensuite sont fortement séchés, si je ne connaissais tout le prix qui peut en résulter pour le bien public, je m'abstiendrais encore; mais ma sollicitude pour les progrès de l'art que j'exerce; pour une science que j'ai été chargé d'enseigner à de nombreux élèves et mon constant dévouement au service de l'humanité souffrante, ne me permettent pas de garder pour moi seul, les observations que j'ai recueillies, non plus que de laisser ignorées les découvertes que j'ai faites.

Celles-ci ne sont et ne peuvent être la propriété d'un seul, parce qu'elles appartiennent à la science qu'elles enrichissent, à l'art qu'elles honorent et à l'humanité qu'elles servent.

C'est sous ce triple point de vue qu'il faut que le lecteur envisage la publication de ce mémoire. -- Si après avoir pris connaissance de tous les côtés sous lesquels la question a été envisagée relativement : 1º aux altérations des grains ; 2º à la mauvaise qualité des farines ; 3º à celle des diverses sortes de pains dans lesquels on les aura fait entrer, des dangers et des accidens qu'il y a à les faire servir à la nourriture des bestiaux, des volailles, ainsi qu'à celle des humains, le lecteur en prend acte afin de s'assurer par lui-même des moyens sanitaires indiqués, soit pour en user dans ses intérêts particuliers, soit pour en faire profiter ses concitoyens, j'aurai atteint le but que je me suis proposé, celui d'être utile.

Il est peu de personnes qui ne soient capables de laver les grains, et qu'un sentiment de conservation pour lui-même et d'humanité pour son semblable n'y engagent ; mais toutes ne peuvent avoir les instrumens convenables pour les nétoyer à fond ; mais aussi après le lavage, qui doit avoir lieu à trois reprises différentes, et la séparation du grain de ses parties saines d'avec celles qui ne le sont pas, la plus grande difficulté qu'on a rencontrée jusqu'alors a été de trouver la possibilité de concentrer et de porter sur les grains lavés une chaleur sèche et de la porter à des degrés de température telle qu'elle soit suffisante pour les sécher, et qu'elle ne puisse jamais les altérer, comme cela arrive quelquefois dans les belles étuves de la Finlande et de la Courlande.

Cet obstacle que jusqu'ici on a regardé comme insurmontable, ne l'est plus aujourd'hui; de longues études, des expériences authentiques qui ont été faites et souvent renouvelées avec la volonté et l'agrément de l'autorité, ont tranché la question. — Découverte immense! puisque son résultat incontestable est de servir les agriculteurs, le commerce et par-dessus tout, l'humanité.

TRAITÉ PHILOSOPHIQUE

des

MALADIES ÉPIDÉMIQUES.

CONSIDÉRATIONS GÉNÉRALES.

« Si l'analyse est la méthode qu'on doit suivre
» dans la recherche de la vérité, elle est aussi la
» méthode dont on doit se servir pour exposer les
» découvertes qu'on a faites.... »

CONDILLAC.

Tous les auteurs qui ont écrit jusqu'à ce jour
sur les maladies épidémiques, ont été à peu de
chose près d'accord sur les causes capables de les
produire...... Ils ont signalé à l'attention des mé-

decins praticiens, l'origine de toutes celles dont j'ai fait l'énumération dans les chapitres précédens, sans qu'aucun de ces mêmes auteurs se soit jamais occupé des farines de mauvaise qualité. Il est démontré cependant à tous ceux qui ont bien voulu en surveiller l'emploi, que le pain provenant de grains altérés, trouble les fonctions organiques. C'est pourquoi j'ai pensé devoir traiter ce sujet avec tout le soin qu'il exige.

Dans les circonstances les plus ordinaires de maladies, quelques faits quoiqu'importans, les accidens même un peu graves passent inaperçus, sans que la plupart des médecins s'y arrêtent : il faut que les mêmes faits se renouvellent, se multiplient, qu'ils frappent impitoyablement, que chacun tremble pour ses jours, ainsi que cela est arrivé pendant l'épidémie du choléra, pour qu'enfin aucune des causes des phénomènes morbides n'échappe plus à l'observation du médecin philantrope.

Au milieu des maux qui affligent l'espèce humaine, le vulgaire ne manque jamais d'en attribuer la cause à une origine plus ou moins réelle, tandis que tout médecin cherche par tous les moyens qui sont en son pouvoir à découvrir la cause immédiate de chaque phénomène morbide, afin d'en tirer de salutaires inductions médico-pratiques.

Sous ce dernier point de vue, il est du plus haut

intérêt social d'appeler toute l'attention des médecins, d'éveiller toute la sollicitude de l'administration et d'exciter toute l'influence des gouvernemens, car la plus importante, la plus vaste de toutes les questions, c'est celle des grains.

Comme objet commercial, l'exploitation sait assez tout le produit qu'elle peut retirer des grains, mais l'humanité a des droits à revendiquer.... Ces droits sont d'autant plus imprescriptibles et plus sacrés, qu'ils ne peuvent être méconnus sans que la santé, sans même que l'existence n'en soient plus fortement compromises.

Le pain étant le principal aliment, surtout en France, les gouvernemens se sont occupés de l'approvisionnement des grains.... Des règlemens ont été faits, surtout au sujet des farines; il ne s'agit que d'en exiger la stricte et sévère exécution; pourvoir à la nourriture du peuple et à la tranquillité des états, tel est le but de l'administration; connaître la nature et les qualités des substances alimentaires, afin de pouvoir juger les effets qu'ils produisent sur l'organisation de l'homme, se rendre un compte fidèle et exact de la part qu'elles ont dans la conservation de la santé, ou dans le trouble des fonctions, tel est le devoir du médecin.... Tout ce qui se rapporte à ce même devoir exige des recherches, des observations et des faits.

L'accumulation d'un grand nombre de preuves

et par conséquent celle des faits qui s'y rattachent m'ont paru d'autant plus utiles, que l'humanité y est davantage intéressée, et que l'exercice de l'art de guérir ne peut manquer de profiter de la publication de ces mêmes faits.

Il ne faut rien moins, en effet, que des notions précises sur la nature, sur les causes, sur les accidens primitifs, concomittans et caractéristiques d'une maladie pour autoriser le pronostic du médecin, ainsi que le choix du mode de traitement.

C'est en remontant jusqu'à l'origine des maux qui affligent l'espèce humaine, qu'il devient facile d'en prévoir l'apparition, d'en calculer les effets, et d'en prévenir souvent les fâcheuses conséquences, aux époques des épidémies spécialement.

C'est pourquoi chaque fois que les médecins seront appelés dans les cas de maladies épidémiques à caractère plus ou moins pernicieux, ils ne devront jamais perdre de vue :

1º Ce que peut la frayeur sur l'esprit des mortels ;

2º L'influence que toute espèce d'infection exerce sur les fonctions du cœur, des poumons, et sur celles du cerveau ;

3º L'influence des alimens de mauvaise qualité, tant sur l'estomac que sur les intestins. Cette troisième considération étant la seule que je me

propose de traiter dans cet extrait, je me trouve
naturellement conduit à entrer en matière au
sujet des grains, et à faire connaître les accidens
maladifs qu'ils produisent lorsqu'ils n'ont pas été
purifiés avant d'être réduits en farine, et lorsque celle-ci a été donnée comme aliment.

PREMIÈRE PARTIE.

———⁓◦⁓———

DES GRAINS.—EXPOSÉ SOMMAIRE.

Le froment est différent suivant le pays où on le récolte, parce que la nature du terroir a une très-grande influence sur sa germination, sa végétation, sur la qualité, le nombre, et sur la beauté des grains que donnent les épis.

Pline, le naturaliste, rapporte qu'un gouverneur d'Afrique envoya à Auguste, un germe de froment qui contenait quatre cents épis. Le pays fromental est celui où le froment vient bien. On appelle terres à froment, les bonnes terres. Le pain de farine de froment est le plus beau. Le méteil est moitié froment et moitié seigle. Le froment rouge est une espèce qui approche beaucoup de l'orge connue sous la dénomination d'*épeautre*.

Je n'établis ici ces diverses distinctions, qu'afin de faire sentir la nécessité qu'il y a pour quiconque veut se livrer à la connaissance des grains, de savoir, par avance, quelles sont les conditions requises pour obtenir le plus beau

froment. C'est dans les terrains couverts de
cailloux, où l'on n'aperçoit même pas la plus
petite quantité de terre végétale, que j'ai vu, en
Espagne, les plus beaux blés et les plus purs,
sans aucun mélange. Il faut au cultivateur des
connaissances spéciales sur la qualité des terres,
parce que les plantes céréales ne se plaisent pas
également bien, dans tous les terrains et dans
tous les climats.

Le choix des terres à froment, la nature des
engrais, le voisinage des plantations qui peuvent
porter préjudice aux moissons, doivent d'abord
fixer l'attention du cultivateur. Les brouillards,
l'influence des premiers rayons du soleil levant
sont susceptibles de produire des altérations
maladives dans les grains de blé, de seigle,
d'orge et d'avoine.... C'est immédiatement après
la floraison des épis, lorsque les grains ne sont
encore que remplis d'une matière laiteuse qui
est le premier état de celle qui doit donner la
farine, qu'il y a conversion du produit normal
en une substance ou matière étrangère, laquelle
n'est autre qu'un produit malsain, plus souvent
très-nuisible à l'homme, ainsi qu'aux animaux...
Les altérations des grains sont, sans doute, bien
connues, mais à mon avis, on n'en tient pas
assez de compte sous le point de vue sanitaire...
La poussière ou produit de l'ergot, celle de la
carie du blé ainsi que tous les résidus du niellage

sont capables de donner naissance à des accidens maladifs très graves, lorsqu'il s'en trouve dans le pain....

Pour le médecin observateur, de même que pour toutes les personnes intéressées à ce que les farines ainsi que le pain destiné à la nourriture de l'homme, soient de bonne qualité ; trois circonstances principales doivent surtout fixer leur attention relativement : 1° aux grains portés sur les marchés pour y être mis en vente ; 2° aux grains fournis par entreprise ; 3° à la livraison stricte de qualités de grains, qui ont été stipulées par les conventions consenties....

Sous le rapport sanitaire, il faudra toujours s'assurer : 1° si les grains sont altérés dans leur texture naturelle, soit par l'ergot, le moisi, soit par le charbon, le marronnage, la nielle ; 2° s'ils sont rongés par les charançons, s'ils contiennent des œufs de cet animal qui, par ces mêmes œufs se reproduit d'une manière inconcevable, par les mittes ou par divers autres insectes (1) ; si les grains ont été convenablement criblés, nétoyés, et s'ils sont purs de mélange d'autres grains, soit farineux, soit légumineux,....

L'hygiène publique exige qu'une grande surveillance soit exercée sur les marchés par rapport aux grains, surtout....

(1) L'insecte connu en Espagne sous le nom de *Pauline*, réduit le grain en une pâte semblable à de l'amidon.

Corollaires...Puisque les découvertes les plus utiles à l'humanité ne s'opèrent qu'à la faveur de l'observation et de l'expérience, il devient de plus en
plus urgent : 1°que les commissions d'agriculture
veuillent bien indiquer sur les tableaux de statistique qu'elles sont chargées d'envoyer chaque
année, non-seulement la quantité et l'espèce de
grains récoltés par chaque arrondissement de la
France; mais qu'elles y indiquent aussi les altérations dont peuvent être frappés les grains nou-
vellement récoltés, ainsi que celles des grains
conservés en magasin, c'est-à-dire dans les greniers; 2° que la sollicitude de l'administration
ne se ralentisse jamais, car elle a besoin de
s'assurer constamment que les substances alimentaires sont de bonne qualité, tant pour les
hommes que pour les bestiaux.... En conséquence, les foins, les luzernes, le trèfle, le sain-
foin, les bisailles, les vesces cultivées, le blé de
Turquie, le sarrazin, les légumes, les graines
potagères, les semences légumineuses, les
fruits, etc., ne doivent être mis en vente qu'autant qu'ils sont reconnus être de bonne qualité...

3° Que les médecins attachés au service des
hôpitaux, ceux qui le sont également aux grands
établissemens publics, se pénètrent bien de cette
vérité que les tableaux de statistique médicale
destinés à faire connaître le nombre des malades

traités, guéris ou morts, ne seront vraiment
utiles, qu'autant qu'on y trouvera indiqués le
genre et le nombre des maladies, le mode de
traitement employé pour en triompher, la durée
du traitement et des résultats comparatifs. Il
serait, en conséquence, bien important de faire
dresser des tableaux semblables par les médecins ou par les artistes vétérinaires des différens
cantons, que chacun de ces tableaux fissent
mention des épidémies, ainsi que des épizooties,
de l'époque de leur apparition, et de toutes les
causes qui ont pu les produire et les propager.

On comprendra aisément que ce ne peut être
que d'un grand ensemble de notions et de renseignemens fournis par les tableaux de situation
statistique des fourrages et des grains (1), des maladies observées dans les villes, dans les campagnes, chez les particuliers, dans les hôpitaux,
partout où un grand nombre de personnes se
trouvent réunies, tels que dans les camps, dans
les garnisons, dans les armées, que les sociétés
savantes pourront tirer des inductions pour le
meilleur mode de traitement à adopter... Sans
tous ces documens, comment signaler à l'autorité
les causes des maladies épidémiques, et lui pro-

(1) On sait, par exemple, que les blés de la récolte de 1833
sont rongés en partie par les charançons, et que ceux de la récolte de 1834 sont, dans certains cantons, atteints de carie et du
charbon.

poser de prendre des mesures, àfin de prévenir
leur propagation , s'opposer à leur retour, si déjà
et par avance, on ne lui a donné connaissance
des faits et des circonstances qui précèdent l'apparition des maladies épidémiques? Dans les
sciences exactes, et qui peut l'être plus que la
puissance des chiffres? aussi bien que dans les
sciences abstraites, il faut avoir beaucoup observé tous les faits et en avoir rassemblé un
très grand nombre, avant de s'arrêter à une
opinion absolue.... Dans l'exercice si difficile de
l'art de guérir, il faut de même s'assurer s'il y
a réellement identité dans les faits qu'on a été
dans le cas d'observer, dans les causes qui les
ont produits, dans leur nature, par rapport au
siége que le mal occupe, et si les effets sont abso-
lument les mêmes, sans quoi, il n'est pas permis
de se croire suffisamment autorisé à donner de
la publicité à ses opinions.

CHAPITRE Ier.

Des grains, de leurs altérations considérées comme causes de maladie.

« Je crois devoir mettre au premier rang des
« connaissances pathologiques, celles relatives
« aux causes des maladies (1).

« Je n'ai jamais prétendu et je ne prétends pas
« faire dépendre toute maladie d'une seule et
« unique cause, car je ne suis pas *ontologiste*.

« Pour observer et pour décrire une maladie,
« et surtout l'ensemble des maladies épidémi-
« ques, dit Wagler, ce n'est pas assez des travaux
« isolés de quelques hommes : tous ceux qui ont
« tenté cette entreprise en conviendront facile-
« ment... »

Le plus souvent les maladies dépendent de
plusieurs causes dont les unes agissent de la circonférence au centre, tandis que les autres exercent leur influence du centre à la circonférence
du corps de l'homme. Tout en rapportant les
causes des maladies à des chefs principaux, tels
que l'air, les lieux, les eaux, les émanations mias-
matiques, les exhalations, les absorptions des élé-

(1) De la nécessité de remonter jusques aux causes des maladies,
afin de pouvoir en déterminer la nature, page 65, *Traité de la
Miliaire*, par le docteur Duvivier. Paris, 1826, chez Gabon, libraire, rue de l'Ecole de Médecine.

mens de contagion, etc., les substances alimentaires, la nature des fluides animaux, je ne perds
pas de vue la force de réaction due aux propriétés vitales des organes, ainsi que le plus ou moins
d'aptitude des individus à être influencés par ces
mêmes causes, et surtout de l'opportunité aux
développemens des maladies chez les individus.
Si je crois devoir signaler les mauvaises qualités
qui se rencontrent dans les farines, comme capables de donner naissance à des phénomènes
morbides, et d'exercer une fatale influence sur
les maladies endémiques, ainsi que dans celles
qui règnent épidémiquement, qu'on ne se mé-
prenne pas sur mes intentions et qu'on ne cherche point à me prêter la pensée de vouloir insi-
nuer que telle ou telle substance a été et qu'elle
peut devenir exclusivement la cause de l'apparition, du développement et des funestes effets d'une
maladie épidémique d'un genre particulier jusqu'alors inconnu....

A l'apparition et pendant toute la durée des
épidémies que j'ai été en position d'observer, je
n'ai jamais manqué de me rendre compte de la
part que chaque chose et que chaque circonstance
ont pu offrir aux progrès de la science et de pro-
fitable à l'humanité. D'après tout ce dont j'ai été
dans le cas de me convaincre au sujet de l'usage
de pains manutentionnés avec des farines de mauvaise qualité, je ferai observer, par avance, que

les qualités nuisibles qui peuvent se rencontrer dans les farines, diffèrent entre elles et qu'elles ont un mode d'action particulier sur les organes, mais toujours relatif aux propriétés particulières ou chimiques des substances nuisibles.

Ces différences doivent être rapportées à l'espèce de grain et de ses altérations maladives. Je suis convaincu, aujourd'hui, que les accidens produits par la mauvaise qualité du pain ne sont pas de même nature et qu'ils n'entraînent pas les mêmes effets morbides ; car l'ergot, le charbon, la nielle, la rougeole, l'ivraie, les produits fournis par les charançons, les mittes, la fermentation panée, acide ou putrescente, les vescerons, et autres grains légumineux sont suivis d'accidens essentiellement différens.

A l'appui de ces propositions générales, je donnerai ci-après un extrait de mon ouvrage inédit sur les maladies épidémiques et je rapporterai dans ce mémoire le chapitre entier consacré à l'examen des altérations observées dans les grains et de la part que celles-ci ne manquent pas d'avoir dans la production des accidens morbides particuliers qui en dépendent.

CHAPITRE II.

Le seigle (*seule hybernum*).

Le pain de seigle tient le ventre libre....

Il y a du seigle qui dégénère, dont les grains sont noirs en dehors ; ils s'allongent beaucoup plus que les autres.

Il y en a quelques-uns qui ont jusques à 13 ou 14 lignes de long, sur deux de large, et l'on trouve quelquefois sept ou huit dans le même épi. En Sologne, on appelle ces grains des ergots, et en Gâtinais, du blé cornu....

Le seigle se bat sur le poinçon (*dolium vel doliolum*). Diverses méthodes de le passer sur des cribles particuliers ont été proposées ; on va même jusques à lui donner un léger enduit d'huile, afin de masquer l'empreinte noirâtre que lui donne la poudre de l'ergot. Cette exubérance a son siége dans le germe. A la loupe on découvre dans l'interstice de la rainure du grain, des espèces de petits poils.

En se rendant compte de la topographie, c'est-à-dire des influences exercées par les localités, l'on comprendra facilement les causes de cette dégénérescence du germe en ergot, et de celui-ci en une poussière noire. Cette maladie du seigle a été signalée comme endémique dans certaines années pluvieuses, dans les provinces du Gâtinais, de la Sologne, du Nivernais, de la Champagne, de l'Ile-de-France, de la Normandie, de la Picardie, de l'Artois et du Hainault…. Ces provinces sont aussi celles dans lesquelles les névropathies à type intermittent sont endémiques, et dans lesquelles les habitans, ainsi que les bestiaux, offrent de fréquentes altérations organiques des viscères abdominaux.

- Dans la Franconie, où nous avons fait plusieurs séjours pendant nos campagnes, je n'ai trouvé nulle part des champs de seigle; mais bien d'épeautre et peu de champs de blé, seulement sur la pente et sur le sommet du peu de montagnes qui s'y rencontrent; telles que celles de Schaw-Symberg, celle qui sépare le Wurtemberg, les duchés de Papenheim, d'Eschteid-Wursbourg, de la Bavière, le duché de Neubourg, tout le plat pays, surtout dans la plaine d'Auspach, d'Uffenheim, les comtés de Castel, le pays de Barenth, où le sol est humide, gras, difficile à labourer (quatre bœufs ne sont souvent pas de trop, car le *soc* de la charrue enlève des mottes de terre d'une grosseur énorme), ces terrains étant généralement couverts d'eau pendant l'hiver.

L'épeautre, que l'on sème au printemps, y est cultivée, afin d'obvier aux accidens produits par les inondations qui ne manquent jamais d'arriver pendant plusieurs mois de l'année, après la fonte des neiges.

Les eaux pluviales, par leur stagnation sur les terres, détruiraient les semences faites en octobre, et lors même que sur quelques parties des terrains, il s'en trouve sur lesquels l'eau des pluies ne séjourne pas, elles sont encore, pour ainsi dire, noyées.

Le concours des influences atmosphériques, l'action et la réaction du sol est tel, qu'il ne manquerait jamais d'arriver au seigle d'être ergoté et aux blés d'être carbonnés, niellés.

C'est donc pour obvier à ces inconvéniens et à ces accidens de localité, que l'épeautre, dont on peut y soustraire la germination, la première pousse, et l'altération du grain pendant et après la floraison, y est cultivée, peut-être par nécessité, plutôt que par un motif de préférence : *necessitas cogit legem.*

Ce ne pourrait être qu'une très bonne amélioration et un grand avantage pour les habitans des provinces ci-dessus désignées que de substituer l'épeautre au seigle, même au blé dans les terrains gras.—Dans les sables de la Westphalie, dans les environs de Munster, Paterbone, Ibourg, Minden, Nienbourg, Osnabruck, et dans une grande partie du Hanôvre, le seigle est généralement cultivé, y vient bien, et il est rare d'en rencontrer d'ergoté, si ce n'est dans quelques bas-fonds, sur les rives de la Hasse et sur celles du Veser, en le descendant vers Bremen.

On confectionne avec ce seigle, qui est mal broyé et dont la farine est à peine blutée, des pains du poids de douze livres, lesquels ressemblent plus à une très-grosse tourte qu'à du pain. Celui-ci est fait sans levain, la pâte en est très-compacte, serrée, ferme, humide; la croûte est comme grillée, épaisse, très-dense et sèche. Ce pain peut être conservé plusieurs semaines sans être atteint de moisissure, il a un goût qui n'est pas désagréable; on en envoie à Londres et dans plusieurs parties de l'Angleterre. Riches et pauvres, tous en mangent dans la Westphalie. On le coupe par petites tranches de peu d'épaisseur sur lesquelles on étend du beurre très frais dont la couche a une épaisseur de moitié de celle du pain; le grand régal est d'y joindre une autre petite tranche de pain blanc aussi enduite de beurre et entre l'une et l'autre tranches de pain et de beurre, d'y interposer une tranche assez mince de jambon ou de bœuf salé et fumé, dit d'Hambourg. Il n'y a pas d'exemple que ce pain sans levain, fait entièrement d'une farine grossière de seigle pur, ait jamais occasioné de coliques. Il est vrai que chaque habitant en mange en petite quantité de cinq à six onces au plus dans les vingt-quatre heures. Il n'en est pas ainsi dans les pays qui produisent du seigle ergoté, dont l'usage occasionne les accidens les plus graves, *ipso facto*, et souvent même des altérations organiques qui font périr lentement les personnes qui en ont fait un long usage. Je n'ai eu occasion de rencontrer des champs d'épeautre, que dans les endroits que j'ai indiqués; la mouture y était portée ainsi que le blutage, à un grand degré de perfectionnement; ce grain rend peu, mais sa farine est très-belle et le pain qu'on en fait est aussi beau et aussi bon que pourrait l'être celui confectionné avec la plus belle farine de froment des parties nord-est et sud-ouest de la France, car celle des blés du midi, surtout en Espagne, m'a paru d'un blanc supérieur à toutes les autres farines.

Le blé (*frumentum*) pour être bon doit être sec et non pas aride et avoir de la main; il doit être pesant et bien nourri, l'écorce fine et d'une couleur nette et claire. — Les années trop sèches ou trop humides lui sont contraires : les premières sont sans inconvéniens pour la santé; il n'en est pas de même des secondes, parce que l'eau qui s'introduit dans les pôres du grain de blé en détrempe les sels, lui ôte une partie de sa force, et souvent lui cause, en peu de temps, une assez grande fermentation pour le faire germer. Pline dit que la farine du plus excellent blé moissonné dans les meilleures années prend ordinairement un conge (1) d'eau pour chaque boisseau.... La qualité du blé dépend du terroir, de la disposition des saisons, du soin du laboureur à préparer la terre, du temps favorable ou non de la récolte et de sa conservation.

Pour conserver le blé, il le faut bien sécher et le tenir net. A Châlons où il y avait des greniers où l'on conservait des blés pendant 30 à 40 ans, on choisissait le plus beau blé et du meilleur crû qu'il était possible.

Tout récemment, Monsieur Laseigne a trouvé dans une maison des grains qui y étaient enfouis depuis plus de deux cents ans, et qui s'y trouvaient très bien conservés.

Quoique fort jeune encore, lorsque l'armée française entra en Hollande, et que la division d'ambulance à laquelle j'étais attaché fut envoyée dans la Nord-Hollande, de riches négocians de Horn, d'Enékense et d'Alkemare, m'ont montré des blés qui étaient conservés depuis un temps immémorial, et ils me dirent qu'il existait dans le pays un assez grand nombre de fosses dont les murs étaient très bien enduits de ciment, et dans lesquelles des blés étaient conservés et en réserve pour les temps de pénurie.

Si le commerce prospère à l'ombre de l'olivier,

(1) Le conge d'eau était du poids de dix livres, et le boisseau de farine de vingt livres. — *Lib.* xviii. — (Voyez Histoire de l'Académie des Sciences de 1708, page 47.)

les pays de vraie liberté sont les seuls qui puissent permettre d'en étendre les relations. Cependant, l'hygiène publique et l'humanité exigent d'autant plus vivement que toute spéculation sur les objets destinés à servir de nourriture, soit connue et surveillée par la police sanitaire, puisque la santé, la vie même en dépendent, ce ne serait pas trop exiger que de demander des certificats d'origine, surtout pour les blés, puisque la qualité dépend du terroir. Cette exigence est justifiée par des motifs d'un haut intérêt, surtout pour les approvisionnemens des armées et des grands établissemens. Il serait donc pour le moins aussi légitime, que les prétentions que les négocians ont, en désignant l'origine des cafés qu'ils mettent en vente.

Pourrions-nous rester indifférens sur la nourriture principale et de tous les jours de la vie? Celle-ci est-elle chose si indifférente en elle-même qu'on puisse l'abandonner à l'avidité des spéculateurs? Non, sans doute, si l'on veut bien réfléchir à toutes les conséquences malheureuses qui peuvent en résulter. Que d'exemples, que de faits ne pourrions-nous pas rapporter à l'appui de l'impérieuse nécessité de ne donner au peuple, et surtout aux armées, que du pain d'une bonne qualité!

Du siége de l'Ecluse en 1794, à la prise d'Alger en 1830, combien de fois n'a-t-on pas eu occasion de se convaincre de l'importance des réflexions ci-dessus ? Pourra-t-on jamais les remettre trop souvent sous les yeux de l'autorité ?

La nielle s'entend aussi d'un brouillard, ou rosée, ou espèce de rouille jaune qui gâte les blés prêts à mûrir, en s'y attachant et en les noircissant.

On prétend que des buissons d'épine-vinette situés dans les environs d'un champ de blé, peuvent le nieller par le fait de l'odeur, du pollen de cette fleur, de la plante et de ses racines, qui sont employées dans la teinture.

LA NIELLE (*nigella flore candido minore simplici*).

(BAUB. PIN. 145.)

La semence de la nielle est noire ou jaune, d'une odeur aromatique, d'un goût piquant....

Les Romains avaient fait de la nielle une divinité qu'ils invoquaient pour empêcher que la nielle n'incommodât leurs blés ; ils lui avaient érigé un temple dans la 5me région de la ville.

On prétend que la nielle vient de diverses causes... L'expérience a prouvé que les causes principales sont certaines bruines qui tombent, en quelques années, vers le mois de mai. Il faut qu'elles soient accompagnées ou suivies de raies de soleil chaudes : ces deux circonstances sont indispensables, car on a constamment remarqué que le côté de l'épi frappé par les premiers rayons du soleil levant, était le seul du reste de l'épi, où il se trouvât des grains de blé niellés.

Les buissons d'épine-vinette en ce qu'ils attirent le brouillard, première condition ; la réfrigération produite par la vaporisation, détermine brusquement l'absorption de l'humidité, le froid qui gèle le grain encore lacté, c'est-à-dire dont le contenu qui devait être converti en farine, se trouve congelé et produit une espèce de gangrène par congellation.

Le charançon mange le blé, mais ainsi que la nielle (1), il ne le dénature pas. L'ivraie ou ivraye est une espèce de chiendent qui pousse des tuyaux gros comme ceux du froment et à la hauteur de 2 à 3 pieds. Quelques botanistes croient que l'ivraie s'engendre des grains de froment et d'orge corrompus et qu'elle se change en froment. Le nom d'ivraie lui a été donné à cause que le pain et la bière où il en est entré beaucoup énivrent et causent des maux de tête ; on l'appelle autrement en France *zizanie*...

Le vesceron est une espèce de vesce sauvage qui vient sans être semé, dans les champs et parmi les blés (*aphaca silvestris vesia*) ; elle pousse des tiges grêles, faibles ; ses feuilles sont étroites, rangées par paire, semblables à celles de la lentille ; ses fleurs sont petites, ramassées sept ou huit

(1) Le mot nielle signifie gâter le blé par la nielle (*robigine corrumpere*). Voilà un temps propre à nieller les blés, à les noircir ; on n'en fait pas d'état au marché.

Un épi niellé est capable de noircir tout un setier de blé.

ensemble, en manière d'épi d'un bleu clair ; ses gousses sont velues, remplies de semences noirâtres. En latin *vesia sagatum cum siliquis plurimis hirsutis* (G. Bauh).

L'ÉPEAUTRE, quelques-uns font ce mot masculin, (*arinca zea.*)

On nomme épeautre, dans quelques provinces du Royaume, une espèce d'orge dont l'épi n'a que deux rangs de semence, c'est ce qui l'a fait appeler en latin *hordeum distichum*. L'épeautre est une plante qui est fort semblable au froment, mais qui a son tuyau plus mince, plus ferme et plus court. Son épi qui fleurit vers la fin de juin est aplati : il n'est point barbu (celui qui est barbu appartient à la famille des orges), tandis que celui dont j'ai tant de fois étudié et examiné la manière d'être, ressemble plus au blé. (J'ai indiqué les dispositions différentes.)

Chez les Allemands qui cultivent l'une et l'autre espèce, la première est employée dans la fabrication de la bière, la seconde convertie en farine sert à faire du pain. On n'en mange pas d'autre dans la plupart des endroits que j'ai cités. On connaît et on cultive l'épeautre dans certaines parties de la France ; on la nomme blé barbu ; le grain en est généralement plus fort que celui de l'orge ordinaire. Il en est de l'orge comme du blé : le terrain dans lequel ils ont été semés, en améliore ou en détériore les qualités.

Au dire de quelques habitans de l'Allemagne,

que j'ai consultés , les raisons qui avaient pu les engager à cultiver l'épeautre de préférence au blé, même au seigle, étaient : 1° que dans le plateau ou plaine située entre les montagnes du haut Palatinat, de la Bavière, de l'une et l'autre Hesses Ducale et celle jadis Électorale, le pays est plat et que les eaux séjournent pendant l'hiver dans certains cantons. Les blés s'y trouvant noyés, il faudrait recommencer à semer au printemps ; 2° que la nature du sol, l'influence des brouillards, l'action du soleil dont les rayons frappant d'aplomb sur l'épi ou réverbérés par le plan incliné des montagnes lorsque les terrains et moissons s'en trouvent rapprochés, y occasioneraient le carbonnage chez les uns, et l'ergotage chez les autres ; tandis qu'il n'en est pas ainsi pour le grain de l'épeautre, à cause de la double enveloppe qui l'enferme et dont on ne peut le séparer que très difficilement.

DEUXIÈME PARTIE.

CHAPITRE III.

Des altérations particulières ou accidentelles qui se rencontrent dans les grains employés à la confection des farines.

Du mode d'action délétère de chaque espèce d'altération sur les organes de l'homme et sur ceux des animaux.

Des phénomènes morbides que celles-ci produisent et des conséquences fâcheuses que ceux-là ne manquent pas d'avoir.

CONSIDÉRATIONS GÉNÉRALES.

Segnius irritant animos demissa per aures,
Quam quæ sunt occulis subjecta fidelibus....
HORACE.

Du récit le plus clair, on est moins affecté
Que d'un tableau fidèle à nos yeux présenté.
DARU, *traduct.* D'HORACE.

Il faut frapper l'imagination des hommes et graver dans leur mémoire le souvenir des faits les plus importans d'où résultent de sévères vérités, afin d'appeler leur attention.

3

Les faits qui se rattachent à l'épidémie qui a pesé d'un poids si lourd et si douloureux sur les populations de l'Asie et de l'Europe, ne peuvent être connus et bien jugés qu'autant 1° que la géographie fournira sur la topographie des lieux qui en ont été le théâtre, des documens plus positifs ; 2° que sur le rapport du nombre des personnes qui en ont été atteintes, traitées, guéries ou qui en sont mortes ; 3° que les statistiques médicales auront été faites avec plus de soin ; 4° que l'on connaîtra mieux les quantités de grains altérés qui ont été consommées à cette fatale époque : en conséquence, celles-ci, les statistiques, doivent nous donner les aperçus particuliers de faits irrécusables, en constater le nombre et le représenter par des chiffres qui permettent aux praticiens de se rendre compte des causes des maladies, de leurs effets, du mode de terminaison. Ces divers faits offrent d'autant plus d'avantage pour la médecine et pour l'humanité, que ceux qui se sont chargés de les transmettre, sont plus versés dans l'étude des sciences physiques, chimiques, naturelles et physiologiques. D'après les renseignemens qui nous sont parvenus, et le grand nombre de malades que nous avons eu à traiter, nous sommes autorisés à tirer ces conséquences :

1° Que les pays, c'est-à-dire les localités dans lesquelles un plus grand nombre d'habitans ont été atteints, sont aussi celles dans lesquelles les fièvres intermittentes, pernicieuses, vernales et automnales règnent endémiquement ;

2° Que l'épidémie dite cholérique a régné particulièrement sur les bords des fleuves, des rivières, des étangs, des marais, des canaux et des tourbières ;

3° Qu'elle y a d'autant exercé de ravages, que dans ces mêmes localités les eaux y sont plus stagnantes, ou leur écoulement moins facile, la vase y reste plus à nud et que des exhalaisons méphitiques se répandent davantage dans l'atmosphère ;

4° Que son développement y a été précédé de la consternation produite par une panique qui ne raisonne pas. Celle-ci s'est plus généralement emparée des habitans dont la constitution affaiblie par ces pénibles sentimens, se trouvait l'être encore par des maladies étrangères à l'épidémie ou par des altérations organiques ;

5° Qu'au dénuement et à une grande misère, se sont trouvées réunies, la malpropreté, l'insouciance et l'intempérance ;

6° Que les récoltes des grains et des fourrages, des légumes et généralement des produits des substances nutritives, avaient été mauvaises et en petite quantité ;

7° Que les céréales altérées dans leur nature ou par la présence des insectes, fournirent des fari-

nes de nature à donner, tant directement qu'indirectement, naissance à des causes de maladies,
d'autant plus que les bestiaux et volailles avaient
été alimentés avec des criblures de grains avariés,
viciés.

HISTOIRE PARTICULIERE

Tous les êtres de la nature se tiennent les uns aux autres ; ils ne forment, pour ainsi dire, qu'une grande chaîne, dont chaque chaînon mérite une attention particulière. Les végétaux destinés à la nourriture des bestiaux, les végétaux , surtout, les grains et les farines, ainsi que les animaux dont la chair doit alimenter l'espèce humaine, nécessitent un examen d'autant sévère, que par les qualités nuisibles qu'ils peuvent contenir, ils deviendraient préjudiciables à la santé et la conservation de la vie , si les spéculateurs exempts de tout contrôle, avaient la facilité de les mettre en vente et de les faire entrer dans la consommation. Celles des altérations organiques des grains qui par le fait de leur nature portent atteinte à l'organisme animal, sont, par exemple : 1º L'espèce de poussière d'un gris tirant sur le noir provenant de la décomposition des ergots du seigle : ingérée dans l'estomac, celle-ci en surexcite la contractilité organique des fibres longitudinales, donne lieu à des efforts violens de vomissement, etc.; 2º la matière charbonnée de la portion niellée du blé, laquelle porte directement sur le système nerveux ganglionnaire abdominal , dont elle semble intercepter la transmission de la sensibilité et de la contractilité, ainsi que celle de la colorification. Par suite de cette même action dé·létère, les principaux organes des fonctions vitales se trouvent troublées, quelquefois perverties ; elles seraient même anéanties, si cette matière avait été introduite dans l'estomac, dans les viscères, et absorbée dans une quantité proportionnée ; 3° la farine extraite de l'ivraie et convertie en pain agit immédiatement sur les viscères abdominaux, sympathiquement et par mode d'absorption et de transmission avec le sang, sur le cerveau, le cervelet et la moëlle épinière. L'ivresse, ses effets et toutes ses conséquences ne manquent jamais d'arriver à ceux qui ont mangé du pain dans lequel il se trouve de l'ivraie.

Il est encore assez prudent, en ne s'autorisant pas des raisonnemens et de la physiologie chimique : 1° De ne pas donner des probabilités, lorsque jusqu'ici, je n'ai avancé que des faits positifs ; 2° de ne parler qu'*ad memorandum* des produits chimiques fournis par les charançons, par le gluten dans la fermentation panée ; mais de signaler ces produits à l'observation des médecins, des philantropes, et à l'attention de la haute administration (1).

L'ivresse dont se trouvèrent fréquemment atteints nos soldats de l'armée d'Italie, leur parut

(1) Les eaux-de-vie de grains, celles de pommes de terre, ainsi que les différentes espèces de bière, rentrent dans la même catégorie.

toujours avoir beaucoup de rapport avec celle qu'éprouvent les personnes qui, n'ayant pas l'habitude de fumer des feuilles de tabac, en font pour les premières fois usage.

L'ivresse (1) produite par l'usage du schnyque ou *schnaps* (eau-de-vie de grains seuls, ou avec addition de baie de genièvre dont les Hollandais font un commerce considérable), ainsi que celle qu'on obtient des pommes de terre dont on a provoqué et développé la fermentation par l'addition ou mélange des acides minéraux, rend furieuses les personnes qui en ont pris même en petite quantité. Comme il n'est sorte d'industrie dont les spéculateurs ne s'avisent, dans le Levant à Constantinople , certains d'entr'eux ont employé des grains non vendables à cause des charançons dont ils fourmillaient, à la confection des eaux-de-vie de grains.

Ces grains ou plutôt ce mélange de blé, de charançons et de leurs œufs moulus grossièrement fermentent assez promptement pour qu'ils les aient distillés après peu de jours de fermentation.

N'ayant pas été à portée de m'assurer de ces eaux-de-vie, ainsi que j'ai pu le faire et l'ai fait maintes et maintes fois en Hollande, je ne puis en juger que relativement.

(1) Les deux premières sortes d'ivresse offrent des phénomènes de narcotisme; la troisième pourrait produire un narcotisme plus stupéfiant, rentrant dans la même cathégorie.

CHAPITRE IV.

Des altérations qui ont été reconnues dans chaque espèce de grains, avec l'indication des phénomènes morbides auxquels chacun d'eux a donné naissance.

J'ai indiqué, dans le chapitre III, les divers modes d'action sur les organes de l'homme, de la part de chaque espèce de décomposition, ou des parties nuisibles que les farines peuvent contenir, et comment ces parties introduites dans les organes digestifs deviennent des causes de maladies.

Les auteurs et le public sont d'accord sur les qualités inhérentes au seigle, celles de tenir le pain frais et le ventre libre.

L'ergot qui se développe dans le grain du seigle, est une gangrène sèche qui se réduit en poussière; il ne peut être employé même en médecine, car il faut le considérer comme un poison.

Les accoucheurs en le proposant contre l'inertie de la matrice, ont été forcés d'y renoncer.

A la dose d'un demi-gros dans un cas d'inertie bien prononcée de la matrice, celui d'entre nous qui la conseilla, et dont l'avis prévalut contre le mien, fut bientôt persuadé : 1° que l'estomac entra en convulsion au bout de quelques minutes; 2° que la jeune femme (1) eut des spasmes

(1) Madame B..., cantatrice d'un talent supérieur.

dans les muscles sousdiaphragmatiques , des mouvemèns tétaniques dans les cuisses et dans les muscles des jambes, avec des crampes dans les fléchisseurs, lesquelles ne cessèrent qu'après que la poudre fut complètement rejetée par le vomissement ; la matrice n'éprouva que des douleurs spasmodiques non expultrices, agissant sur les fibres musculaires de cet organe, dans la même direction de bas en haut, que sur celles (les fibres charnues) de l'estomac.

D'où je suis autorisé à dire que dans aucun cas, il ne convient d'employer le seigle ergoté.

Portés au moulin pour être réduits en farine et en son, les grains de seigle ergotés, quelque soin qu'on ait pris, moins celui de les avoir passés à trois reprises différentes au lavage et à la dessication, le pain manutentionné avec la farine de ce seigle, ne produit point d'abord une action manifeste sur l'estomac : ce sont les secondes voies qui s'en trouvent pathologiquement influencées... Ce ne sont d'abord qu'un léger dérangement de corps , une diarrhée de celles dont la fréquence augmente successivement ; ces évacuations alvines cessent si le malade cesse de manger du pain de seigle ergoté, et s'il a eu recours à un traitement adoucissant, mais s'il n'est pas en son pouvoir de ne plus faire usage d'un pain auquel il est loin d'attribuer les indispositions qu'il éprouve, celles-ci s'aggravent encore par les influences des saisons, et par l'usage des boissons de mauvaise qualité, etc., ainsi que cela arrive aux gens de guerre ; dans ces circonstances, la phlegmasie de la muqueuse gastro-intestinale prend un caractère plus aigu.; à la diarrhée succède la dysenterie ; la maladie se transmet épidémiquement, surtout s'il y a réunion d'un grand nombre de personnes ; dans les camps, dans les siéges, dans les casernes, la dysenterie décime les armées les mieux disciplinées ; elles disparaissent parce que les plus intrépides soldats ont succombé.

Qu'est-il arrivé autre chose pendant la campagne de 1794, dans la Belgique, dans la Flandre-Française, et surtout dans celle dite Hollandaise, particulièrement dans l'ìle de Catzan, Breskeins, Lillo, Philippine, Anvers, etc. ? quel a été alors le pressant besoin d'établir de nombreux hôpitaux militaires ? Ceux des villes de guerre de première ligne ne suffisant plus, l'on fut forcé d'en établir dans toutes les villes de l'Artois, de la Picardie, de l'Ile-de-France, indépendamment de ceux de Beauvais, Beaumont, Breuteil, Clermont (Oise), Senlis, etc., tous les couvens de Saint-Denis, moins celui de l'Abbaye, furent convertis en hôpitaux ; à Saint-Denis et Champlatreux le nombre y fut de sept. Saint-Cyr, Poissy, Meaux, Melun, eurent les leurs, et tous suffirent à peine pour les malades de l'armée du Nord, dans laquelle la dysenterie fit les plus grands ravages.

Les moissons de 92 et de 93 avaient été mauvaises, des grains emmagasinés furent portés et retransportés ; ils fournissaient de mauvaises farines dans la confection desquelles il entrait du seigle et une certaine quantité de son.

Les produits de l'ergot ne se trouvent pas toujours en assez grande quantité dans les farines (surtout si le seigle a été battu sur le bord des futailles, vanné et criblé avec soin), pour que le pain détermine promptement une action directe, soit sur l'estomac, soit sur le tube intestinal. Ce n'est, le plus fréquemment, qu'après un long usage, que le pylore, la valvule iléo-cœcale se trouvent envahis par des engorgemens skirreux. Dans le pays de Baden et dans le Wurtemberg j'ai été consulté par des paysans dont les membres inférieurs étaient rongés par des ulcères *serpigineux* d'où découlait un pus sanieux et corrosif ; après avoir examiné avec attention le pain, la farine et le seigle, j'ai reconnu que ce dernier était ergoté, et qu'aucun soin n'était pris pour le purger de l'ergot ; j'ai appris de plus que le pain des malheureux ne contenait que de la farine de seigle, qu'il était bien rare de rencontrer une récolte qui ne fournît pas de seigle ergoté. Les Bourgmestres obtinrent d'autres grains et farines, les paysans apportèrent quelques changemens dans leur nourriture, et les ulcères dont ils étaient atteints, se cicatrisèrent.

Ces exemples de gangrène des orteils, produite par suite de l'usage du seigle ergoté, se sont quelquefois rencontrés. — En rapprochant entre eux, la nature du sol, les changemens survenus dans l'atmosphère à l'époque de la floraison du seigle, les brouillards auxquels a succédé presqu'immédiatement l'apparition des rayons du soleil, on pourra facilement se rendre compte des causes et des effets auxquels il faut rapporter la production de l'ergot qui attaque fréquemment le seigle dans les provinces ci-après, savoir : du Gâtinais, de la Sologne, du Nivernais, de la Champagne, de l'Ile-de-France, de la Normandie, de la Picardie, de l'Artois, du Cambresis, du Hainaut et des Flandres.

Tout médecin qui ne passe pas sans examiner ce qu'il voit, qui n'observe pas sans réfléchir, médite sur ce qu'il sait, cherche à savoir davantage encore, et il se rend compte des raisons premières et finales de ce qui est : or, pour un tel médecin, la nature du sol, le climat, l'influence solaire et lunaire, lui permettent de juger de la qualité et des produits de la terre; il connaît par avance les effets qui en résulteront 1° pour la santé de ceux qui les feront servir à leur nourriture; 2° pour celle des bestiaux nourris des récoltes faites sur un tel sol.

Lorsque la médecine pratique porte ses recherches jusque dans le domaine de la mort,

l'autopsie cadavérique lui montre dans le corps
de l'homme et dans ceux des animaux destinés
à la nourriture de celui-ci, qu'il y a parfaite
identité entre les maladies de l'un et celles des
autres, de même qu'entre les altérations organiques qui se rencontrent après la mort, chez
l'homme et chez les animaux qui y ont succombé. — On observe assez généralement dans
les provinces précitées 1º des maladies endémiques, telles que fièvres intermittentes, rémit-
tentes, rarement continues, à moins qu'elles
dépendent d'une phlegmasie des systèmes mus-
cules, des membranes muqueuses, ou du paren-
chyme des poumons, ou de celui du foie ; 2º des
altérations organiques des viscères abdominaux,
des engorgemens du foie, surtout de la rate,
particulièrement chez les habitans du Berri, du
Nivernais, de la Champagne, de la Basse-Picardie,
Basse-Normandie, de l'Artois et de la Flandre.
Ces mêmes altérations organiques, je les ai
fréquemment observées pendant mon séjour en
Hollande, dans l'île de Walcheren plus que
dans les autres endroits. En explorant l'abdomen, il m'est quelquefois arrivé, d'après le
volume de la rate, d'en reconnaître la cause
première (1). Les blés récoltés par des temps hu-

(1) Le pays situé entre la Loire, la Marne et la Seine, a été ra-
vagé par l'épidémie cholérique, et le nombre des victimes qu'elle
y a faites, a été beaucoup plus grand que dans aucune autre partie
de la France...

mides sur des terrains gras, marécageux, fermentent, germent, et ils acquièrent des qualités particulières qui en rendent les farines nuisibles à la santé (1).

Lorsqu'à l'époque du 9 octobre 1831 le gou-

(1) Malgré le soin que le gouvernement Autrichien a mis à taire les faits relatifs à une maladie dont la garnison est atteinte, ayant été forcé de consulter des médecins, on a reconnu que les soldats étaient attaqués de dysenterie grave qui en fait périr un grand nombre d'entr'eux. La cause de cette maladie étant due à l'usage du pain fait avec des farines de mauvaise qualité, et qu'on avait tirées de la Hongrie, une grande quantité de ces farines furent jetées dans l'Adige... (Article extrait du *Journal de Milan.*)

Plût à Dieu qu'en pareil cas, tout le monde eût suivi cette prudente et salutaire réserve du gouvernement Autrichien !...

Le Constitutionnel, journal qui, dans son numéro du 11 septembre 1831, nous rapporte ces estimables faits. dans son numéro du 15 des mêmes mois et année, nous rapporte aussi un article du *Précurseur de Lyon*, sous la date du 10, qui commence par ces mots :

« Le nombre des malades est depuis quelque temps très considérable dans la garnison de Lyon, et dans plusieurs autres garnisons du Midi. »

C'était un devoir pour les médecins de rechercher la cause du mal..... On ne peut plus douter aujourd'hui qu'on ne doive l'attribuer à la mauvaise qualité du pain distribué dans les casernes, et voici ce qu'on raconte à ce sujet :

« Depuis quelque temps on a essayé de mélanger ces farines » avec d'autres de meilleure qualité , en ne les faisant entrer que » pour un *tiers* dans la composition du pain, et déjà le nombre et » l'intensité des maladies ont diminué. (*Nihil novi sub sole.*)

Ces farines avaient été confectionnées avec des blés qui, examinés et trouvés mauvais, avaient été refusés.....

vernement prussien déclara qu'il ne voyait dans
la maladie régnante d'autre cause que l'infection, qu'en conséquence et dans l'intérêt du
commerce il faisait lever les cordons sur les
frontières pour ne les conserver que dans le
duché de Posen, dans lequel le nombre des personnes mortes du choléra fut infiniment supérieur à celui que donna la mortalité dans tous
les autres états de la Prusse, on est forcé de
reconnaître dans cette restriction des motifs de
salut public.

Quand bien même je n'eusse pas donné quel-
qu'attention à la nature du sol et à la culture
des plantes céréales, tant dans la Prusse ducale
que dans le duché de Posen ; de Meseris à Thorn,
et de Thorn à Custrin, sur tout le littoral du
canal de la Wartha, le pays étant situé entre
l'Oder, la Vistule, le canal et la rivière de la
Wartha, la nature du sol n'aurait pu échapper
à mes observations, puisque dès notre entrée
en Pologne et pendant le court séjour que nous
y fîmes, nous fûmes presque tous atteints de
colique et de diarrhée, les jeunes soldats le
furent de dyssenterie. Les hôpitaux qu'on forma
à Thorn furent bientôt remplis par ces derniers,
les autres ne quittèrent pas leurs régimens.

Au-delà de la Vistule et de Thorn, où l'on trouva de grands approvisionnemens de grains de belle

et de bonne qualité(1),le pain étant devenu meil‑
leur, les accidens ci‑indiqués cessèrent.

La Pologne devenue Prussienne, est un pays
plat, humide, en très grande partie marécageux,
dont les récoltes des grains et celle des fourrages
subissent les influences qui réagissent ensuite sur
l'homme et les animaux : aussi voyons‑nous qu'à
l'époque du choléra, le gouvernement prussien a
accordé la libre circulation pour le commerce,
dans ses longs états, et qu'il mit son duché de
Posen plus qu'en quarantaine.

(1) Thorn est une ville d'entrepôt pour le commerce des grains
que l'on fait descendre de très loin sur la Vistule, d'abord dans
de très petites barques, et qui arrivent ensuite à Thorn dans de
forts bateaux ; ils y sont entreposés pour être exportés ensuite par
Dantzick... (1)

Ces grains ne pourraient pas être exportés s'ils n'étaient purs et
surtout passés à l'étuve jusqu'à une très grande dessication. Je crois
devoir rapporter ici un fait, sans parler ici des fréquentes et sévères
altercations que le maréchal qui nous commandait eut avec les pré‑
posés aux vivres. Grand administrateur, sa sollicitude pour toutes les
branches du service valut à ses soldats d'être les mieux approvi‑
sionnés ; la conservation de leur santé, des soins empressés et
fructueux lorsqu'ils étaient blessés ou malades. Ces précieux avan‑
tages lui avaient acquis la confiance de son corps d'armée. Occu‑
pant toute la ligne aux avant‑postes depuis Brunsberg jusqu'à
Carviden sur la rive gauche de la Passurge ; quoique baraqués au
milieu des neiges et par un froid assez rigoureux; les soldats se
portèrent bien; il y eut très peu de malades. Le petit hôpital
temporaire établi à Pruss‑Hollande a suffi pour les trois divisions
d'infanterie et pour celle de cavalerie.

(1) Les grains qui arrivent de la Haute‑Vistule sont déchargés
plusieurs fois avant d'arriver à Thorn.

Les fièvres intermittentes, les affections chroniques, les altérations chroniques des viscères abdominaux y sont communes à l'espèce humaine et aux bestiaux. Les moutons, les porcs, les vaches et les bœufs ne sont que trop souvent ravagés par de cruelles épizooties.

En Espagne, depuis la bataille d'Espinosa jusqu'à celle de Modeline, près Truxillo, en Estramadour, et sur la Guadiana (1), la division ayant presque toujours reçu ses vivres par réquisition, ou manutentionnant elle-même le pain avec la farine qu'elle se procurait, n'eut, pour ainsi dire, pas de maladies (2). Mais, pendant qu'elle fut campée sur le terrain d'Alcazard, de San-Antonio, une épidémie dysenterique compliquée de navropathie (fièvre à type remittent, chez la plupart des malades, et à type intermittent, chez d'autres), atteignit depuis le général jusqu'aux jeunes soldats. Le camp fut levé : nous occupâmes la ville de Mérida (*Emerita Augustis*) sur la Guadiana. Vû les sollicitations faites avec instance à l'état-major du maréchal, celles-ci, devenues plus pressantes encore chez le chargé des fonctions d'ordonnateur, car je m'y suis toujours rendu avec

(1) Au camp sur l'Albercke ; dans la Manche, avant et après les batailles de Talavera, d'Almonacide, dans nos marches et contremarches, ainsi que dans celle que nous fîmes dans la Sierra-Morena et en Andalousie, nous n'avons eu que peu de malades.

(2) Du 6 novembre 1808 au mois d'avril 1810.

4

les pièces de conviction (les pains de munition de mauvaise qualité), il en fut distribué d'autres et de bonne qualité. L'emploi d'un quinquina en poudre très fine d'une excellente espèce, quelques petites distributions du bon vin de *Montanches*, firent cesser la maladie, contre laquelle on employa aussi des boissons adoucissantes, des lavemens, etc. Cette fièvre dysentérique céda bientôt au traitement; on pourrait à juste titre la qualifier de cholérique pour quelques cas assez graves qui existèrent chez ceux d'entre nous qui, en Zélande, avions eu la fièvre tierce pernicieuse (c'est-à-dire plus de deux-cents soldats ou sous-officiers, vingt officiers du 54me), et de cholérine intense, chez le plus grand nombre de ceux qui en furent atteints, puisqu'elle offrit l'ensemble des phénomènes morbides suivans (1):

Anxiétés grandes, douleurs vives, tournoiemens

(1) Depuis son entrée en Espagne vers la fin d'octobre 1807, la 2me division du premier corps d'armée en fut détachée jusqu'au mois de mai, époque à laquelle elle opéra sa jonction avec lui. Dans cet espace de temps, elle se trouva à la bataille d'Espinosa, fit plusieurs marches de concert avec les divisions du maréchal Lefèvre, en Biscaye, elle appuya la cavalerie légère de la garde dans les vallées d'*Ordounia*. Elle se trouva à la prise du Sommosierra, marcha depuis Madrid jusqu'à Astorga avec la garde à la poursuite du général Anglais. Elle fit un assez long séjour à *Zamora*, puis à Salamanque, elle somma Ciuda-Rhodrigo dont elle fit le blocus : tous ceux qui en faisaient partie étaient et avaient été en très bonne santé jusqu'au moment où elle campa en Estramadour.

de tête, déchiremens d'entrailles, particulièrement sentis dans la région épigastrique (1), vomissemens accompagnés et suivis de violens efforts, d'évacuations de matières verdâtres poracées.

Pendant l'invasion de l'accès, le froid, la rigidité des membres, l'horripilation accompagnée d'un sentiment, de froid glacial, la décoloration de la face dont les traits étaient grippés, étaient ensuite remplacés par une prompte réaction, laquelle fut suivie généralement de crises salutaires.

Elles furent rationnellement provoquées par le traitement dont il est fait mention page 54.

Nous avions atteint le mois d'avril, et déjà la température était chaude.

L'Estramadour, dénomination qui porte avec elle quelque chose de fâcheux, est bien méritée par la province à laquelle elle a été donnée.

Située entre le Tage, les montagnes de Ronda, le Portugal et la Manche, traversée de l'Est à l'Ouest par la rivière de la Guadiana, dont les eaux coulent sur un fond vaseux, et qui souvent

---

(1) De toutes les douleurs que j'ai éprouvées dans ma vie, même la colique dite néphrétique, aucunes ne furent aussi cruelles ; car, pendant qu'elles existèrent, il me paraissait que l'on m'arrachait l'estomac viscère avec des tenailles. Il faut les avoir ressenties, pour s'en former une idée exacte. Ces accidens cholériques compliquent assez généralement en Espagne, l'invasion des fièvres pernicieuses, tandis qu'en Hollande, ils n'apparaissent qu'autant que le médecin trouble la marche de la nature par l'administration de médicamens contre indiqués, tels que, vomitifs, purgatifs, émissions sanguines.

débordent et laissent sur les rives des marais fangeux; couverte en partie de lacs dont les eaux sont stagnantes, d'étangs infectes, cette province dans laquelle les mouches de toute espèce, les insectes et les reptiles semblent s'être donné rendez-vous, sous ces divers rapports, ne le cède pas à la partie la plus malheureuse de la Sologne; l'Estramadour voit souvent son sol desséché, et ses habitans fatigués par un soleil brûlant.

Tant que nous restâmes à Zamora et à Salamanque, ainsi que pendant le temps que nous parcourûmes le royaume de Léon, le pain, la viande et le vin furent de très bonnes qualités. Il n'en fut plus de même dès notre réunion au corps : le pain bis remplaça le pain blanc, et il n'en fallut pas plus pour troubler la santé.

Les mêmes circonstances ou à peu près, moins la température qui ne se trouva pas être la même dans le Midi de la France qu'en Estramadour, se sont appesanties sur les prisonniers Espagnols, sur les réfractaires et sur les habitans du sud et de l'est de la France.

En 1811 à la fin de l'année et au commencement de celle de 1812, une forte disette, le haut prix du pain et toutes les conséquences qui en résultent, donnèrent naissance à une terrible épidémie (Voyez la monographie que j'en ai publiée). En Alsace, celle-ci commença par exercer ses ravages par la petite ville de Schelestadt; elle s'éten-

dit dans plusieurs cantons; elle sévit douloureuse-
ment surtout parmi les douze mille réfractaires,
ou traités comme tels que l'on avait amenés à
Strasbourg, pendant les deux derniers mois de
1811. La moisson de cette année avait été généralement mauvaise, la disette se fit vivement
sentir dans les premiers mois de 1812; des acqui-
sitions et de grands approvisionnemens avaient
été nécessités à cause de la campagne qui allait
s'ouvrir contre la Russie.

Pendant l'épidémie de 1812, il fallut reconnaître toute la part que le pain fait avec des
farines avariées eut sur la production des accidens dont les réfractaires, les prisonniers de
guerre furent atteints, moins à cause qu'ils étaient
employés à la construction du canal, car sur
certaines fractions de la population, les faits
morbides dépendans de la mauvaise qualité du
pain qui sont rapportés ci-dessus, ainsi que ceux
dont j'ai encore à faire mention, ne peuvent
être mis en doute, parce qu'ils sont de toute
évidence (*patet evidentia*); or, l'évidence res-
sort de faits prouvés (1).

(1) Tous ces faits et tant d'autres, ne peuvent être oubliés: ne de-
vrait-on pas au besoin s'en servir afin de prévenir les suites fâcheuses qu'ils entraînent après eux?..

Lorsqu'en 1832, certains journaux voulaient voir le choléra
partout, que les journaux hollandais n'en faisaient aucunement
mention, ces premiers vinrent nous dire que les villes d'Amster-
dam, de La Haye, de Leyden et de Rotterdam avaient eu jusqu'au
19 septembre, 2,765 personnes atteintes; or, je le demande à tout

La moisson de 1816 ayant été faite par un temps pluvieux, les gerbes ne purent sécher, le grain fut rentré mouillé.

Depuis le moment de la floraison jusqu'à celui de la moisson, époque à laquelle il fallut le mettre en grange, les pluies se succédèrent à de courts intervalles; les épis rendirent peu; le grain en était petit, maigre; beaucoup était germé, d'autre moisi, quelques-uns charbonnés. La pénurie se fit sentir de bonne heure; des spéculateurs qui avaient des grains et surtout d'anciennes farines en magasin, furent admis à fournir. Parmi celles qu'ils livrèrent pour la consommation de la capitale, il s'en trouva une assez grande quantité que les boulangers refusèrent d'employer; on transigea, elles furent mêlées par tiers avec des farines de blés indigènes. A cette même époque des accidens caractéristiques de choléra s'étant tout-à-coup manifestés dans les deux plus grandes salles de mon service, par lesquelles avait commencé ce jour-là la distribution, le chirurgien et l'infirmier-major me firent appeler; à l'instant même je me rendis dans ces mêmes salles de malades; ceux-là seuls qui avaient pris une partie de la ration de

médecin, si, à cette époque de l'année, ces villes n'ont pas toujours un bien plus grand nombre de malades atteints de fièvres, plus ou moins graves, D'après les mêmes journaux, il en serait résulté, que dans l'année 1832, il y aurait eu en Hollande, un plus petit nombre de malades.

pain qui venait de leur être distribué, étaient pris de vomissemens et de coliques...

Je fis cesser de suite la distribution du pain et reprendre celui qui venait d'être donné à chaque malade; on acheta chez les boulangers du quartier du pain blanc de forme longue et du poids de quatre livres.

Des boissons mucilagineuses furent données ; les accidens cédèrent aux soins, et le danger cessa. La portion de pain donnée n'avait été entièrement mangée par aucun malade, parce qu'entre la distribution du pain par laquelle on commence toujours et celle des autres alimens, il s'écoule un certain laps de temps. Ce jour-là même, fort heureusement, on avait commencé par la division et par les salles de ceux dont le genre de maladie n'exclut pas un excellent appétit.

Les accidens n'eurent aucunes suites. Le boulanger en fut quitte pour reprendre son pain et par subir la retenue du paiement fait pour le pain qu'on avait été forcé d'acheter afin que le service ne fût point compromis (1).

(1) Quoiqu'il fût bien démontré que les vomissemens et les coliques avaient été produits par ce pain, ces faits morbides ne m'empêchèrent pas de prendre des renseignemens auprès de quatre boulangers, gens marquans dans cette classe. Le boulanger *extra muros*, fournisseur-soumissionnaire de l'hôpital où le mouvement était alors de 250 officiers et 661 soldats, dont 221 dans ma division, s'était exécuté de bonne grâce ; les autres me donnèrent tous les détails : il serait superflu de les rapporter ici.

C'en était bien assez, je pense, de tous les faits que j'avais recueillis pendant mes campagnes, ainsi que pendant les cruelles épidémies de 1812, 1813, 1817 et de celle de 1822, pour que ma sollicitude médicale devînt d'autant exploratrice et scrutatrice de tous les faits qui se sont rattachés à l'épidémie précédée par la frayeur, aggravée par la crainte et suivie de tant de maux, pour que je n'en laissasse passer aucun sans m'en rendre compte.

Ces diverses circonstances et ces faits recueillis à des distances et à des époques très éloignées les unes des autres, l'occasion (*occasio præceps*) que j'ai su saisir, me donnèrent la pensée de tracer un tableau statistique de la qualité des grains récoltés par département en 1831, et de placer en regard celle des morts par suite du choléra en 1832.

CHAPITRE V.

De l'action spéciale exercée sur les tissus organiques de l'homme ainsi que sur ceux des animaux destinés à sa nourriture, par chaque espèce d'altération que le seigle, le blé peuvent contenir en eux, ou qui étant étrangère à leur texture, se trouve mêlée avec eux et avec les farines qui en proviennent.

Les phénomènes pathologiques ou les maladies ne sont pas toutes les mêmes, parce que toutes ne dépendent pas d'une même cause. Parmi les causes capables de les produire, les unes agissent sur des tissus, sur des organes si différens; pendant la réaction, les effets que celle-ci détermine se ressentent toujours du siége que le mal occupe.

Ce serait donc tomber dans une erreur bien grave, que de trancher la question relative aux grains et aux farines, par ce dilemme: elles sont bonnes ou elles sont mauvaises, et de conclure à l'admission ou au rejet. Si le commerce peut se contenter d'un jugement absolu, la médecine pratique, tout en l'admettant, veut aussi savoir comment et pourquoi elles récèlent en elles des parties qui, par leur nature, ne peuvent manquer de troubler l'harmonie des fonctions de la vie, harmonie sans laquelle la santé ne peut exister. Le médecin ne peut et ne doit s'arrêter à des données générales : il faut qu'il parvienne à connaître

quelle est dans chaque aliment composé de plusieurs parties, celle qui peut donner naissance à des
accidens morbides, comment celle-ci agit, et sur
quel système général ou particulier; il doit s'assurer si les accidens sont légers ou graves, et dans
quel espace de temps donné, ils seront suivis de
la mort. J'ai indiqué sommairement dans le troisième chapitre chaque objet et sa spécialité, ainsi
que les effets qui en dépendent.

D'après la nature des faits que j'ai rapportés,
l'on comprendra aisément, par ceux qui me restent à faire connaître, de quelle grande importance
il est de prévenir de nouveaux malheurs inséparables des maladies épidémiques.

Qu'on ne sépare donc jamais les diverses circonstances relatives: 1° Aux brouillards, aux temps
de pluies, au printemps et à l'instant des moissons
récoltées sur un terrain gras, humide, quelquefois
marécageux ; 2° aux maladies des grains ; 3° aux
difficultés de s'en procurer soit en quantité suffisante pour les besoins journaliers, soit de bonne
qualité et sans mélange; 4° aux temps de disette;
5° à l'apparition et au développement des maladies
qui en sont les conséquences.

Je me suis déjà assez étendu sur ce qui a rapport au seigle dans son état naturel, à l'ergot, à
sa nature, à ses qualités nuisibles ; j'ai parlé de
l'effet immédiat de la matière fournie par l'ergot
sur les parois de l'estomac ; les effets subséquens

sont des gastralgies, plus généralement des gas-
trites peu aiguës qui dégénèrent en chroniques,
auxquelles précédent des altérations organiques,
des skirres du pilore , de la valvule ileo-cœcale;
des engorgemens des veines, mézaraïques, hémo-
roïdiales, des engorgemens dans le mésentère, la
rate, et souvent dans le foie; des ulcères sanieux,
etc. Les blés moisis, niellés, maronnés, charbonnés ont un mode d'action moins violente sur l'estomac et les intestins. Celle-ci est lente, progres-
sive sur les membranes muqueuses, elles en souf-
frent d'autant qu'elle est persistante. Dans l'un et
l'autre cas, il y a une grande différence, tant par
rapport à la nature et au siége des accidens maladifs; car dans le premier, c'est la membrane char-
nue qui est particulièrement troublée dans ses
fonctions et altérée dans sa texture qui est détruite
par le seigle ergoté. Ce dernier, ainsi que les trois
autres, modifient singulièrement les fonctions des
systèmes vasculaires, lymphatiques et sanguins
de la vie organique, par l'intermédiaire des plexus
abdominaux.

Les armées victorieuses ont peu de malades;
il n'en est pas de même de celles qui sont forcées
de battre en retraite... (1) Indépendamment du

(1) Les climats : ici une chaleur excessive, là un froid des plus
rigoureux moissonnèrent nos braves : cependant au Midi aussi
bien qu'au Nord, lesquels du froid ou de la chaleur, ou bien plutôt des mauvaises farines, de la mauvaise qualité des alimens et

découragement, de l'anxiété morale, des privations, des fatigues qui sont autant de causes prédisposantes et souvent même déterminantes des maladies; les alimens de mauvaise qualité, le manque de pain, les farines dont les soldats faisaient

plus encore du manque absolu des vivres, ont fait davantage périr les soldats français, lorsque la victoire inconstante cessa de leur être favorable ?... Eh! qui aurait pu croire qu'une aussi belle armée que celle que l'Empereur amena en Russie, disparaîtrait *sicut umbra* !

La chaleur atmosphérique diminue les forces musculaires et vitales; elle finirait par les anéantir, si par une nourriture substantielle et la réfrigération, elles n'étaient réparées et soutenues...

Plus la température de l'atmosphère est froide, plus l'air contient d'oxigène, plus les fonctions de la vie s'exécutent avec force. (Voyez Wagler, maladies muqueuses.)

Or, l'oxigène en produisant une véritable combustion chimique dans les poumons, laquelle donne au sang veineux de nouvelles propriétés vitales, les qualités chimiques qu'il avait perdues par la nutrition immédiate, lui sont rendues. Dans l'acte de la respiration, il y a aussi soustraction d'une très grande partie des élémens du sang veineux. Les pertes que chaque individu a faites par l'exhalation pulmonaire ont été d'autant plus grandes et plus fréquentes que l'air inspiré contenait davantage d'oxigène. Les pertes que l'homme éprouve journellement par les exhalations cutanées et pulmonaires, par les évacuations normales et artificielles ; si ces dernières existaient, il aurait bientôt épuisé et anéanti ses forces et sa vie, si la nature ne lui avait ménagé de grands moyens de conservation, ceux de l'alimentation et de la nutrition immédiate. On obéit promptement au vainqueur, on écoute à peine le vaincu ; elle n'eût pas été défaite probablement cette armée de héros, si elle avait trouvé des vivres. Que cette terrible leçon de l'expérience *ne soit point perdue !*

des *pfannen kuchen* (1), la graisse et la chair de porc, les pois, les fèves rongées par les charançons, leur donnèrent, à la plupart, un caractère épidémique. C'est à ces derniers que l'on peut rapporter les accidens qui firent périr un grand nombre de soldats, même d'officiers, pendant la dernière retraite du Portugal.

On assure qu'une seule division, qui déjà avait perdu beaucoup des siens dans sa marche jusqu'à Talavera, fut dans le cas d'envoyer plus de deux mille malades aux hôpitaux. Ceux-ci étaient exténués; l'état de ces malheureux à qui la misère, mais surtout la soif et la faim avaient laissé à peine un souffle de vie, ne furent remis qu'à force de soins, de ménagemens et par une alimentation analogue à leur position et administrée avec toutes les précautions qu'exigent les règles de l'hygiène. Il ne fut pas possible de les sauver tous....

Un fait physiologico-pathologique bien digne de remarque, c'est que les jeunes soldats furent ceux qui survécurent ; tandis que dans la route un vieux soldat qui se sentait défaillir, tombait sans pouvoir se relever; impossible à lui de marcher ni d'exécuter aucun mouvement de progression : la paralysie des membres inférieurs était complète. Plusieurs furent relevés par leurs ca-

(1) Le *pfannen kuchen* se prépare avec n'importe quelle farine que l'on délaie dans de l'eau et que l'on faisait cuire avec du beurre, le plus souvent à l'armée avec de la graisse de porc ou de l'huile,..

marades, soutenus par eux, mais ne pouvant faire un pas, ils préféraient attendre la mort de la main d'un ennemi acharné contre nous...

Quel sujet plus digne des méditations du médecin militaire, que celui des maladies qui peuvent se rapporter à la nourriture du soldat? Cependant le peuvent-ils toujours?

LA NIELLE (*Nigella flore minore simplici candido.*)

La nielle dont les semences sont noires ou jaunes, est d'une odeur aromatique, d'un goût presque piquant et se trouve généralement mêlée avec le blé cornu (1). De la farine obtenue de matière de nature telle, n'est et ne peut jamais être convertie en pain, sans conséquences, parce que ces farines réunissent dans le pain deux puissantes causes de maladies...

Les accidens de chacune seront différens et tous excessivement graves.

(1) La nielle pousse des tiges à la hauteur d'un pied. Ses feuilles sont médiocrement larges, vertes, découpées, menues. Ses fleurs sont placées au sommet de ses rameaux, grandes, séparées l'une de l'autre, composées chacune de cinq feuilles, disposées en rose, de couleur blanche. Il leur succède des fruits membraneux assez gros, divisés en plusieurs loges, qui renferment des semences noires. On se sert de cette semence pour résoudre et pour faire sortir le *phlegme* des poumons, pour augmenter le *lait des nourrices*, et pour *provoquer* les mois aux femmes. On m'a montré des parties de blés dans lesquelles tout cela existait, et à tel point.... que je me refusais de croire que l'on ait osé les faire passer en farine. La forme n'y ferait rien si...., mais....

Par le fait de la carbonisation d'une plus ou moins grande partie du grain de blé cornu, il est constant que la farine qui en provient ainsi que le pain, causent de fâcheuses maladies à ceux qui en mangent. L'effet de cette matière carbonnée que des auteurs regardent comme un poison, est lent; il dérange les fonctions des organes digestifs et détruit peu à peu les salutaires conséquences de la nutrition immédiate.

Ainsi, tandis que le carbone végéto-animal du blé cornu trouble les fonctions digestives, altère les tissus des organes abdominaux, les semences de la nielle réduites en poudre et mélangées avec la farine viennent provoquer de nouvelles scènes de désordre et de désorganisation dans le cœur et les poumons, ainsi que dans les systèmes vasculaires sanguins: Comment donc être surpris de rencontrer des pétéchies dans certaines épidémies, et comment n'expliquerait-on pas ces accidens si terribles d'une mort, pour ainsi dire, très prompte, ces putréfactions qui n'attendent pas la cessation totale de la vie, et enfin ces pustules malines, ces charbons si terribles dont sont frappées les parties vivantes de l'homme, par l'effet du simple contact d'une petite quantité de sang provenant du cadavre d'un bœuf, d'un mouton, ou de tout autre animal mort asphyxié? etc... Ces considérations me paraissent exiger que je transcrive ici

un article de médecine intitulé (1), et que je rapporte succintement ce qui est arrivé à un fermier

(1) *Recherches médico-anatomiques*, sur une affection catarrhale
épidémique très grave, par M. Dubreuil, professeur et doyen
de la faculté de médecine de Montpellier.

« Une affection épidémique catarrhale très grave a régné dans
» le grand hôpital de Montpellier. Cette affection, aussi curieuse
» sous le rapport pathologique que sous celui de ses caractères
» anatomiques, a présenté les phénomènes suivans :
» Elle a attaqué presque *exclusivement les militaires* de la gar-
» nison. Son début était marqué par une courbature générale,
» un brisement de tout le corps, des éternuemens répétés, la
» toux, des frissons vagues entrecoupés de chaleur, et le reste
» des symptômes des affections catarrhales. La fièvre s'accroissait
» rapidement, et avec elle la toux, la gêne de la respiration,
» l'abattement faisaient aussi des progrès rapides. A cette époque
» une éruption de plaques écarlates, une véritable scarlatine enfin
» éclatait à la surface de la peau, principalement sur la moitié
» supérieure du corps. Sous son influence, la respiration devenait
» plus facile et les forces paraissaient se relever ; mais au bout de
» vingt-quatre heures, quelquefois de quelques heures seulement,
» cette éruption disparaissait entièrement. Alors aussi, la fonc-
» tion respiratoire se troublait de plus en plus, la face se gonflait
» et devenait livide, le pouls s'effaçait et la mort ne tardait pas à
» survenir au milieu des symptômes d'une véritable asphyxie.
» Contre cette terrible affection, on fit usage de toute espèce de
» méthode curative. Le plus grand nombre de malades succom-
» bèrent, malgré les secours réunis des soins les plus empressés et
» de la thérapeutique la plus rationnelle. —Sous les rapports ana-
» tomiques, cette affection n'était pas moins remarquable. Les
» malheureux qui en ont été victimes, périssaient comme par une
» sorte d'asphyxie prolongée, assez semblable à celle qui arrive
» par la summersion. L'examen des poumons et du cœur présen-
» tait les apparences anatomiques qu'on rencontre sur les cada-
» vres des asphyxiés. Nulle différence, au moins physiquement

des environs de Paris, lequel a failli perdre la vie pour avoir voulu enlever les gigots de l'un des quarante moutons qu'il vient de perdre dans une semaine (septembre 1834), et qu'il croit avoir été frappés d'apoplexie. Après la moisson de 1833, un fermier de la Brie a, par suite de pareils acci-dens, perdu les deux tiers d'un troupeau très nombreux.

Afin de savoir jusqu'à quel point les grains at-teints par l'ergot, le charbon et la nielle, pou-vaient être dangereux, on a donné à des volailles, poulets, poules, canards et oies, des criblures retirées de ces sortes de grains.

Les canards et les oies ont survécu plus long-temps que les poules et les poulets, mais aucun n'a été au-delà de neuf jours; tous ceux qui ont résisté plus long-temps, étaient devenus d'une

» appréciable, entre le sang contenu dans les veines et celui
» beaucoup moins abondant que renfermaient les artères (1).
    » Telle est la succinte application du résultat des recherches
» cadavériques aux symptômes qui caractérisaient la maladie Les
» détails anatomiques ne démontrèrent ici, d'une manière réelle,
» qu'une altération locale étendue ; ils ne peuvent rendre raison
» des sympathies morbides, des lésions vitales, de cet état géné-
» ral qui, par lui-même, peut occasioner la mort. Plus exiger
» de l'anatomie morbide, c'est méconnaître ses limites, c'est
» substituer l'hypothèse au positif, qui est le caractère principal
» de cette science.... »

(1) Je pourrais faire quelques objections et fournir mêmes des preuves physiologiques au moyen desquelles les faits ci-rapportés s'expliqué-raient tout naturellement, mais ce serait m'écarter de mon sujet.

5

extrême maigreur, et se sont putréfiés très promptement. Des vétérinaires ainsi que des médecins, ont reconnu que la plus grande partie des vaches qu'on nourrit dans l'intérieur de Paris, se trouvent généralement atteintes de phthisie pulmonaire tuberculeuse, sans que cette maladie leur fasse perdre de leur graisse; ils ont constaté que cette maladie tenait presqu'entièrement à la nature des substances avec lesquelles on les alimente.

De toutes les maladies, il n'en est aucune qui se transmette davantage que la phthisie pulmonaire.

Les altérations organiques subséquentes des maladies produites par des alimens de mauvaise qualité, et ayant eu leur siége dans les systèmes vasculaire, lymphatique et glanduleux, sont fréquemment observées à Nanterre, par les préposés à l'examen des cochons qu'on y tue et qu'on y prépare pour la consommation de la capitale.

Ces sortes d'altérations organiques ont les plus grands rapports en tout et pour tout avec celles que nous rencontrons dans l'homme; mais une chose bien digne de remarque, c'est que l'un de ces préposés dont j'ai traité la femme, m'a certifié plusieurs fois et fourni les preuves que, d'après le genre d'altération, il reconnaissait les pays d'où ces animaux venaient. Quelles meilleures preuves pourrait-on se procurer sur l'influence de la nature des substances alimentaires, tant sur l'homme que sur les animaux, et du besoin d'exercer une active surveillance sur la nourriture de l'un, ainsi que sur celle des autres?

L'ivraie qui se trouve mêlée dans le pain, a une action directe sur les nerfs; ses effets sur eux ainsi que sur le cerveau, se manifestent d'une manière toute particulière. J'ignore d'où on tirait les farines dont était manutentionné le pain des soldats en Italie, mais il est de fait qu'ils en furent fréquemment incommodés, surtout les premières fois qu'ils mangeaient du pain qui contenait de l'ivraie... Ensuite ils y faisaient moins attention. L'ivresse dont ils se trouvaient pris, leur parut toujours avoir beaucoup de rapport à celle qu'éprouvent les personnes qui n'ont pas l'habitude de fumer du tabac, et qui par hasard en fument ou s'obstinent à en fumer au-delà de ce qu'elles peuvent, et s'en trouvent incommodées. Le trouble que l'ivraie apporte dans les fonctions du cerveau, ont souvent été jusqu'à déranger momentanément la raison et rendre querelleurs, même furieux, des hommes d'un caractère doux et habituellement pacifiques.

Les mêmes effets ont été observés en Hollande, pays dans lequel on fait une grande consommation d'eau-de-vie de grain. Les habitans, gens fort calmes, se portent parfois cependant à des actes de fureur tels, que de faire plusieurs incisions

sur la figure de leurs adversaires, avec le tranchant
d'un couteau dont ils s'arment réciproquement,
quand ils en viennent aux mains (1).

L'eau-de-vie de grain, ainsi que celle qu'on a
faite dans ces derniers temps avec des pommes
de terre, m'ont toujours paru exercer une influence fâcheuse sur l'économie animale, sans
parler de l'agitation du corps, des tremblemens
des membres qui surviennent à ceux qui ont fait
un usage trop habituel de ces sortes d'eau-de-vie.
J'avais déjà remarqué en 1794, combien nous
perdîmes de soldats... après les batailles données
près le fort Crève-Cœur, dans l'Ile de Bommel,
à Thil et à Rheine, c'est-à-dire sur toute la ligne.
Le froid le plus rigoureux, les fleuves et les inondations étant gelés, la terre partout couverte de
neige, tous ceux qui eurent le malheur de s'eni-
vrer pendant la route, tombèrent et ne purent
suivre; bientôt il fut mis à l'ordre de l'armée de
surveiller le soldat, et de l'empêcher de boire du
schynique.

J'entends parler ici de l'ivresse produite par
l'eau-de-vie de grains et portée à l'excès (mais
l'excès est toujours relatif); celle-ci trouble la

(1) C'est surtout aux Kermesses et toujours lorsqu'ils sont ivres
que ces gentillesses ont lieu : les lois du pays portaient la peine de
mort contre quiconque aurait été de la pointe ; il fut même un
temps où le couteau devait rester tenu par une chaine après la
table,

raison des uns, les rend furieux, tandis qu'elle stupéfie la puissance musculaire chez les autres, et qu'elle laisse toujours un état de malaise après elle. L'homme, que le vulgaire regarde comme mort-ivre, est atteint, pendant son ivresse, d'une paralysie instantanée des membres inférieurs. Relativement aux suites de l'ivresse produite par l'abus des liqueurs alcooliques, je ne connais pas d'effets plus prompts ni plus perturbateurs des fonctions que ceux causés par des eaux-de vie de grains ou de pommes de terre, ce dont il est bien facile de se rendre compte, lorsque l'on sait que certains fabricans d'eau-de-vie de pommes de terre ont employé l'acide sulfurique afin d'accélérer la fermentation spiritueuse avant de distiller la masse en fermentation. En Espagne, lorsqu'il advenait aux soldats de se trouver pris de vin, la flexion des membres inférieurs, dont les muscles se trouvaient inhabiles à soutenir leur corps, un doux sommeil venait malgré eux appesantir leurs paupières, il n'y avait pas moyen qu'ils continuassent de faire route. Cette espèce de narcotisme n'avait rien de pénible, tout en eux était tranquille... Après une heure ou deux de sommeil, ils se réveillaient heureux et dispos... Tous les vins des différentes provinces de l'Espagne ne sont pas également bienfaisans : les vins blancs de Sibollia sont très stimulans;

ils occasionnent de violens maux de têtes.

L'étude des phénomènes consécutifs dépendans de l'ivresse me paraît digne de fixer l'attention des médecins, car les diverses qualités des vins et des eaux-de-vie ont chacune un mode et un degré d'action qui ne peuvent être les mêmes pour toutes.

Les semences ou les grains de la vesce non cultivée désignés sous les dénominations de vesceron ou jarosse sont des plus préjudiciables à la santé lorsqu'il s'en trouve dans le pain.

Dans certaines provinces, telles que l'Anjou, le Maine, le Perche, le Poitou, et en général dans toutes les terres grasses, la vesce sauvage se trouve mêlée en assez grande quantité avec le blé, pour altérer la qualité des farines.... Le pain dans lequel il s'en trouve agit fortement sur les enfans.

Ils commencent par être rachitiques; les os longs se courbent, les jambes sont arquées, les glandes du mésentère se tuméfient, des tuberculisations s'y forment et se terminent par la suppuration; le ventre, tuméfié dès le principe de la maladie, augmente de plus en plus de volume; l'amaigrissement de toutes les parties du corps est extrême; la fièvre lente et la diarrhée terminent cette scène de désorganisation.

Les hommes et les femmes qui mangent pendant quelque temps du pain fait avec de la farine de grains dont on a pas séparé les semences du vesceron, ne vivent pas pendant de longues années : il est rare qu'ils atteignent leur quarantième année. Ils tombent dans un état de maigreur extrême. Après leur mort on trouve leur estomac phlogosé, l'orifice, c'est-à-dire le pylore squirreux ; quelquefois un vaste cancer avait envahi l'estomac. La même altération organique s'est aussi quelquefois rencontrée au pourtour de la valvule ileo-cæcale. Il y a constamment phlegmasie chronique de la muqueuse gastro-intestinale et tuberculisation des ganglions mésentériques ; il n'est donc pas surprenant qu'à l'époque du choléra, mais encore chaque fois qu'il y a eu ou qu'il y aura des maladies épidémiques, qu'elles fassent un plus grand nombre de victimes partout où elles se trouveront secondées par la misère, les farines de mauvaise qualité, et que le pays sera par lui-même plus malsain.

La paulina, qui ne s'attache qu'au seigle et au blé, est un insecte d'autant malfaisant, que des essaims de plusieurs millions de ces animaux fondent sur un champ de ces céréales, en piquent l'épi et y répandent une liqueur infecte qui dans une minute dessèche la tige et réduit le grain en une pâte semblable à de l'amidon. On assure qu'employé en pain, l'usage en serait mortel. Quelle peut être cette liqueur? serait-elle acide? la conversion en matière amilacée de la fécule du grain l'indiquerait; mais quel est donc ce nouveau produit pour qu'il puisse donner la mort? il faudrait qu'il fût.... *In dubio*, *sta*.

Quelle induction pourrait-on tirer du péril qu'il y aurait à faire usage d'un pain fait avec de la farine obtenue d'un blé ou du seigle piqué et imprégné du venin de la paulina, de l'influence que les charançons et leurs œufs contenus dans le grain et mêlés avec la farine peuvent exercer sur nos organes et des conséquences qui en résultent?

Le charançon du blé, que l'on nomme aussi *calandre*, n'est malheureusement que trop commun dans certains pays... Sa couleur est brune et son corselet allongé... Il détruit quelquefois des magasins immenses de blé dont il ne laisse que le son... C'est la larve qui produit tout ce dégât; elle mange la farine sans attaquer l'écorce et se métamorphose dans le grain sans qu'il y paraisse en dehors.

On a calculé qu'une paire de ces insectes peut, dans l'espace de cinq mois, avoir donné naissance à six mille quarante-cinq petits.

On en trouve aux Indes, au Pérou; j'en ai vu en Espagne; on en trouve dans les endroits où l'on conserve des grains. Cet insecte est d'un rouge de sang,

Les blés qui nous sont apportés par le commerce et qui nous arrivent des ports de la Mer-Noire en sont rarement exempts, tels que les blés de la Natholie, de la Meugrelie, de la Mésopotamie, etc.

Les négocians emploient la dessication contre la propagation de cet insecte, mais elle ne réussit jamais complètement, parce qu'étant faite au soleil, le grain ne peut y être exposé ni assez long-temps, ni à une chaleur assez forte pour tuer cet animal et pulvériser ses œufs.

Les grains qui nous viennent des ports de la Baltique sont préférables sous tous les rapports à ceux du Levant (1). Comme ces derniers, ils ne sont pas charançonnés, par les raisons ci-dessus indiquées. L'on serait autorisé à penser que dans la fermentation panée, le gluten, d'une part, la partie amilacée, et de l'autre, les résidus

(1) Lorsque par le fait du haut prix auquel les grains s'étaient élevés, il fut permis de mettre sur la place des grains étrangers, MM. Veyrassat, marchands de grains et de farines, ayant au même taux la faculté d'avoir de l'une et l'autre provenance, ils préfèrent les grains de Finlande venant   ga.—Les blés du Levant étaient d'un très beau grain, court, {   , d'une belle couleur et ayant de la main; l'autre était petit, maigre et léger. Mis au moulin, il fallut plus d'une fois refaire la meule, c'est-à-dire la repiquer. La farine qu'ils en obtinrent était des plus belles; ils l'ont très bien vendue, et le pain en fut superbe. Ce que, par la dessication, le grain perd en poids, la farine le regagne par une plus grande absorption d'eau dans la confection du pain.

des charançons et de leurs œufs, doivent donner
naissance à quelques produits nouveaux et de
nature végéto-animale. Les produits chimiques
qui naissent de la fermentation des grains dans
la panification sont, sous le rapport sanitaire,
bien faits pour appeler et pour fixer l'attention
de nos savans chimistes. Le gluten qui se trouve
en assez grande quantité dans la farine de froment, contient de l'azote et de l'acide oxalique :
le charançon, comme substance animale, ne peut
manquer de fournir de l'azote, un acide, ne
serait-ce que de l'acide acétique né de la fermentation panée, qui peut bien aussi passer
de la fermentation acide à la putride ; et y
avoir production d'acide carbonique et d'am-
moniaque.

mc

INDUCTIONS

PHYSIOLOGIQUES, PATHOLOGIQUES et CHIMIQUES

TIRÉES

DES FAITS ET OBSERVATIONS RAPPORTÉS DANS LES CHAPITRES PRÉCÉDENS.

———⊶⊶⊶—————

RÉCAPITULATION.

—

CONSIDÉRATIONS GÉNÉRALES.

—

Les faits que j'ai exposés jusqu'ici peuvent se rapporter à trois propositions générales d'une évidence incontestable :

1º Le seigle ergoté, les blés charbonnés, niellés, maronnés, moisis, humides, parce qu'ils

auront été mouillés par l'eau de la mer, infectés par la présence des charançons et des œufs
de cet insecte, ceux dont les grains se trouvent
mêlés avec de l'ivraie, des vesces sauvages, des
graines de nielle ou autres, ne doivent pas être
convertis en *farine* et *son*, sans qu'au préalable,
ils aient été criblés avec soin, lavés, purifiés, séparés de toute substance nuisible, ou qui pourraient
le devenir par suite des combinaisons ou des
produits qui s'opèrent ou se forment pendant
la fermentation de la pâte avant la cuisson du
pain ;

2º Les farines obtenues des produits ci-dessus
énumérés, moins le bon blé et seigle purs de
tout mélange, celles désignées sous les dénomitions de savonneuses, échauffées ou plus ou
moins remplies de mittes, ne doivent pas être
manutentionnées....

3º Le pain confectionné avec des farines qui
ne seraient pas pures, c'est-à-dire parmi lesquelles les poudres de l'ergot, du charbon végétal ou animal, de la nielle ou des parties
azotées, animales ou végétales, qui peuvent en
contenir; de tel pain donné et employé pour
nourriture principale, serait et ne peut manquer
d'être nuisible à la santé. Le *modus faciendi* de
chaque espèce d'altérations ou plutôt de partie
étrangère à la bonne qualité des grains fournis
par les plantes céréales, sur les organes de

l'homme ainsi que sur ceux des bestiaux, produisent des maladies aiguës, et plus généralement des altérations organiques caractérisées
par des phénomènes morbides à l'état chronique compliqué de fièvre lente nerveuse. Dans
l'un et l'autre état, aigu ou chronique, le système nerveux ganglionaire abdominal est toujours le premier qui se trouve pathologiquement influencé; c'est pourquoi, la gastralgie,
et non la gastrite proprement dite, est le phénomène morbide le plus fréquent parmi ceux
qui constituent les affections aiguës; tandis que
la gastro-entérite chronique, et l'altération organique de la muqueuse ne sont presque toujours
que concomitantes des maladies chroniques, dé-
pendantes des substances qui, mêlées avec les
alimens ayant des propriétés nuisibles, doivent
en être regardées comme la cause première.

CHAPITRE VI.

Toute vérité arrive toujours
utilement, si elle arrive à propos.
Occasio præceps.—**HIPPO.**

Des farines et de la panification.

Tout médecin qui, dans l'exercice de son art,
a été dans le cas d'avoir reconnu que le mélange ou la mauvaise qualité de certaines farines pouvaient et devaient être regardées comme
la cause immédiate de phénomènes morbides
spéciaux, ne peut hésiter à faire connaître les
observations qu'il a recueillies.

Quelle que soit la petite quantité de mauvaises
farines mêlées avec celle de bonne qualité, il
y a toujours un tort réel, quoique celui qui
peut en résulter pour la santé devienne moins
grand : lorsqu'on les a employées à la manutention du pain, il en est assez généralement
résulté des phénomènes morbides... Les causes
de ces phénomènes ne sont pas toujours faciles à
déterminer d'une manière absolue : il n'y a
qu'une grande expérience en médecine pratique
qui puisse éclairer le diagnostique.

Il est consolant de penser qu'au moyen de

l'emploi des procédés du lavage et de la dessication, on n'emploiera plus à l'avenir que des farines
de bonne qualité.

Eu égard à l'ivraie, les petites graines noires
vulgairement nommées souves ou *sénevé*, moutarde sauvage, qui se trouve mêlée en grande
quantité dans les champs de blé, et toute espèce
de petites graines qui se trouvent mêlées avec le
blé et qui n'en ont pas été séparées au moyen du
crible, ne doivent pas entrer dans la mouture.

De plus, les mélanges volontairement opé-
rés par des fèves, des pois, des vesces, des
haricots, qu'on aura fait moudre avec le
blé, etc., ne peuvent être tolérés :

1º Les recherches à faire sur les produits fournis par les grains mélangés, par ceux rongés par
les charançons ; 2º sur la nature et les propriétés
physiques ou médicamenteuses des grains convertis en farine ; 3º sur les combinaisons chimiques qui peuvent avoir lieu pendant la fermentation panée ; 4º sur l'influence médicamenteuse
perturbatrice que les agrégats chimiques, tels que
les acides, les sels alcalins, les gaz, peuvent exercer sur l'estomac et sur les intestins, méritent
l'attention des médecins et des administrateurs.

Chaque fois que le pain bis ou blanc, pour le
bourgeois, ou pour le soldat, que le pain de munition ou toute autre espèce, auront été fabri-
qués avec des farines extraites de grains ergotés,

niellés, charbonnés, charançonnés, ceux qui en feront usage pourront éprouver plus ou moins de trouble dans les fonctions organiques, attendu que les lésions des fonctions organiques ne sont pas toujours à l'état de maladie aiguë, mais plus généralement qu'elles affectent un caractère propre aux maladies chroniques. La cause majeure en est plus difficile à découvrir.

DE LA PANIFICATION.

La panification est une opération à laquelle se rattachent les plus grands intérêts, à cause des suites fâcheuses qu'elle peut avoir en compromettant la santé, la vie même, et par le tort réel, même immense, qu'il peut en résulter pour la société. « La vérité, dit Tacite, reçoit sa force du temps et de l'examen... » Ne serait-ce par suite d'un grand nombre d'observations et d'un sévère examen, ainsi que par le fruit d'une grande expérience, que la connaissance des hommes et des choses a inspiré aux anciens législateurs, les sublimes pensées de rattacher à des idées religieuses l'exécution régulière et stricte des lois et des réglemens sur l'hygiène publique et privée?...

Ne serait-ce donc pas aussi par une suite de faits pathologiques que l'observation a fait découvrir : 1° qu'en *Westphalie*, le pain de seigle n'est pas soumis à la fermentation avant d'être mis au four, que la farine n'en est pas blutée, et qu'il peut être conservé pendant plusieurs semaines sans altération aucune; 2° qu'en *Espagne*, dans la plupart des provinces de ses royaumes, dans lesquels on récolte les plus beaux blés, les blés les plus purs que l'on puisse jamais trouver; en Espagne, où la température, la sécheresse per-

6

mettent de laisser les blés sur pied pendant des semaines(1); dans cette même Espagne où personne ne connaissait de pain que le pain le plus blanc qu'il soit possible d'obtenir, dont la pâte n'est point fermentée, et qui, lorsqu'on le coupe, n'offre que des parties d'une très belle farine rassemblées en une masse qui peut peser de deux à trois livres. Les parties de la farine sont retenues plutôt qu'agglomérées entr'elles par le moyen de la dessication de la surface du pain, qui n'a pas de croûte proprement dite, mais bien une espèce de *tegumen* que forme la chaleur sèche du four. Celle-ci déprime en même temps la masse d'une quantité déterminée de farine humectée pour chaque pain. En coupant ce pain, des parties de farine échappent et tombent jusqu'à terre.

Le pain étant confectionné toujours de même depuis bien des années, il est permis de penser qu'il a fallu aux Espagnols des raisons fondées, comme il leur en a fallu également pour porter constamment dans toutes les saisons de l'année, un grand manteau de drap.

Les usages chez les peuples sont consacrés, non par la mode, mais par le besoin de la conservation de la santé.

---

(1) J'ai vu dans la Manche, près de *Tolède* et de l'Abbaye de la *Cissela*, des champs de blé que l'on ne fauchait que par petites parties..... Le grain adhère fortement à son enveloppe,

Tout animal a reçu de la Providence divine l'instinct de sa propre conservation.

3o Si nous remontons jusques aux Juifs, nous voyons que la loi leur commandait de faire usage du pain sans levain, en même temps qu'elle leur défend de manger du porc.

Les réglemens ordonnent de ne point se servir d'instrument qui aurait pu avoir touché des chairs d'un animal immonde. Devons-nous voir autre chose dans ces précautions, que l'humanité fondée sur le besoin de prévenir des maladies graves, et non pas de la supertition? Reconnaissons dans ces lois, une haute sagesse, et une bien grande sollicitude pour la conservation de la vie. Dans tout ce que les lois hébraïques prescrivent pour la ré-production de l'espèce, les usages qu'elles ont con-sacrés, que de prévoyance et combien de moyens afin de prévenir les maladies organiques! Que l'on se transporte sur le sol que les Israélites foulaient aux pieds, qu'on y observe les phénomènes mé-téorologiques, qu'on y étudie les productions; celles d'Egypte, de la Syrie, de la Mésopotamie, de la Palestine, alors l'on sera autorisé à se for-mer une opinion. Celle que je crois pouvoir émettre parce qu'elle se rapporte au commerce des grains, c'est d'inviter, de prier même l'administration de faire surveiller les productions qui nous sur-viennent des provinces ci-dessus désignées (1).

(1) Il existe des lazarets pour y faire faire quarantaine à ceux qui

Le riz cultivé dans les Indes-Orientales, en Italie, dans la Grèce, et toujours dans des lieux bas, humides et marécageux, le riz peut, dans certains cas, mériter l'attention des préposés aux substances... Des personnes ont offert dernièrement de mélanger du riz converti en farine avec de la farine de blé, seigle, orge, qu'importe! et de faire entrer cette farine dans la manutention du pain de munition. Ces personnes, qui offraient même de fournir le pain de munition à plus bas prix, pouvaient peut-être avoir intention de manutentionner le pain de munition avec de la farine de riz, elles ont été refusées. Si cette propo-

viennent des lieux soupçonnés d'être infectés,..... Des précautions sont prises contre une contagion miasmatique pestilentielle; elles sont sages et humaines ; mais n'y aurait-il pas une exacte et réciproq1e justice à ne pas admettre les grains charançonnés dont sont généralement infectés les blés qui arrivent par la Mer-Noire et la Méditerranée, dans le midi de la France?

Le livre v, du *Traité de la police*, par M. de Lamare, comprend entr'autres choses, ce qui concerne les blés : le titre II traite du blé et des autres grains ; le titre III du commerce des grains en général : le titre IV de la police des Romains sur cela ; le titre V de la police de France ; le titre VI, des blatiers ; le titre VII, des cribleurs ; le titre VIII, du mesurage des grains, et le titre IX, de la conversion des blés en farines.

Le commerce des blés par eau n'a commencé à Paris que depuis Philippe-Auguste. Les anciens statuts qui furent donnés aux jurés-mesureurs par Saint-Louis, et qui font mention pour la première fois de ce commerce des grains par eau, n'en disent qu'un seul mot, au lieu que celui qui se fait par terre y est expliqué fort au long.

sition venait à être adoptée et mise à exécution,
quel en serait le résultat, sous le rapport de l'action du pain ne contenant que de la farine de riz,
sur l'organisme?

On emploie le riz en médecine comme substance médicamenteuse : il modère le cours du
ventre, il peut constiper ; il constipe réellement (1). Or, la constipation est, sinon une maladie, au moins une prédisposition dangereuse à
la maladie.

Le riz produit un enduit qui obstrue les orifices
des vaisseaux chymeux.

Les personnes qui en font un usage habituel,
ne sont pas gens fort vigoureux, témoins les Indiens. La farine du riz est employée comme topique par la chirurgie. Le cataplasme de farine
de riz forme un enduit ; ses propriétés topiques
resserrent les pores ; son action soit sur la peau,
soit sur la muqueuse gastro-intestinale, doit être

(1) Dans l'Inde, dans les îles de la Grèce, dans le Péloponèse,
dans l'Asie-Mineure, de mes cliens qui ont été atteints du choléra,
m'ont assuré que la constipation la plus opiniâtre précède toujours
l'apparition du choléra : que l'on fasse un rapprochement de ce
qui arrive dans le cas d'étranglement d'une portion de l'intestin
grêle, dans la hernie, dans le volvulus, dans l'invagination ; que
l'on tienne compte ensuite de l'influence du climat, des usages et
des habitudes, des constitutions individuelles, du comment elles se
modifient pendant le cours de la vie, et que l'on vienne ensuite
proposer des changemens dans la nature des vivres !

regardée comme astringente même sur les vaisseaux lymphatiques et sanguins... Dans la manutention du pain de munition, on a supprimé le
seigle.

On ne l'emploie plus pour la manutention du
pain de la troupe, parce qu'on y a reconnu des
inconvéniens.

Ne tomberait-on pas dans l'excès contraire?
Il serait tout aussi peu convenable, physiologique-
ment parlant et agissant, d'admettre le riz dans
le pain du soldat Français, que de priver les soldats Russes du pain de seigle. Toute spéculation
à faire sur les produits de l'industrie et du commerce, peut être considérée comme licite;
mais, en fait de subsistances, la conservation de
la santé et de la vie, voilà les bénéfices réels, les
seuls inséparables de la condition *sine quâ* le
commerce des grains, des vivres et viandes ne
doit pas être autorisé (1).

L'orge a de grands inconvéniens, il y aurait

(1) Les blés exportés d'Odessa ne peuvent supporter le trans-
port jusqu'en Angleterre ; on débarque à Malte ceux expédiés pour
l'Espagne, ils y sont travaillés avant d'en être réexportés pour les
ports de la Méditerranée.

Trois causes principales contribuent à altérer les grains des
provenances des ports de la Mer-Noire ; l'humidité, les sels qui
s'y mêlent, les charançons qui les rongent, les infectent et les rendent d'un usage dangereux. On ne saurait être trop sévère lorsqu'il s'agit de la santé et de la vie des hommes ; tout intérêt d'ar-
gent, c'est-à-dire de bénéfices à faire, doit fléchir devant elles.

même du danger à employer la farine d'orge
pure ; peut-être en la mélangeant avec de la
pomme de terre , pourrait-on en faire un aliment *sain*. Pendant la disette en 1795 , j'ai vu
faire et j'ai mangé du pain de farine d'orge mêlée
avec un douzième de pomme de terre. Le soin
qu'on avait pris consistait à faire cuire la pomme
de terre, à laisser égoutter l'eau de la cuisson,
à les écraser et à les bien mêler avec la farine
d'orge. Ce mélange m'a paru retarder la fermentation qui, dans l'orge mouillée et chauffée, arrive
d'autant plus promptement que la germination
y est plus rapide.

Le germe dans tous les grains, les graines, les
amandes, etc., est la partie dont les élémens chimiques qui s'y rencontrent, se trouvent être les
plus prompts à entrer en fermentation. Le germe est doué de propriétés actives, dont quel-
ques-unes sont nuisibles à la santé. Dans les
amandes amères, dans les espèces de petites fé-
verolles, du palma-christi, les petits cloux qui

Aucun port n'est appelé à profiter des machines à laver et à sécher
les grains, plus que ceux des Echelles du Levant.

Entre le Pruth et le Dniester, dans la Bessarabie, les gerbes de
blé restent pendant tout l'hiver exposées à l'injure de l'air : au
mois d'avril, on établit en toute hâte des aires pour battre les
grains, qui absorbent l'humidité de la surface de ces aires pétries
de bouse de vache et de terre détrempée.

Aussitôt battus, ces grains sont entassés et embarqués.

contiennent le germe ainsi que dans les noix,
agissent bien plus activement sur l'organisme
animal que les autres parties de l'amande, de la
noix, ou des cotyledous dans les haricots, les
fèves, etc...

La germination se fait promptement dans l'orge;
pendant cette opération, il se forme beaucoup
d'acide acéteux. En Prusse, dans plusieurs mé-
nages, on en obtient un vinaigre très fort dont
on se sert pour l'usage de la cuisine.

CHAPITRE VII.

Des grains considérés relativement à la nourriture des animaux.

Pendant la germination de l'orge, naturelle ou provoquée, il se dégage aussi des gaz.

Je pense que c'est le dégagement de ces gaz, l'intumescence des viscères et de là totalité de la capacité abdominale qui firent périr en peu d'heures, un très grand nombre de chevaux de l'armée française, en Espagne, pendant les campagnes de la guerre de 1807 à 1812.

Plus nous avançâmes vers le Midi de l'Espagne, plus la mortalité des chevaux fut grande.

J'ai observé et j'ai pu constater que ceux qui, en avançant du Nord au Midi, firent diminuer la quantité d'orge, qui la firent donner mêlée avec de la paille broyée, vulgairement nommée hachée, qui surveillèrent leurs domestiques afin de les empêcher de faire boire les chevaux une heure au moins avant et plus de deux heures après avoir donné la ration d'orge, qui en perdirent un moins grand nombre. J'ai aussi remarqué que chaque fois qu'au lieu de l'orge, on donna du seigle, les accidens dont je viens de parler n'eurent point lieu. Ces accidens furent plus prompts, plus nombreux et plus graves dans le petit nombre de fois qu'on s'avisa de donner du blé-froment. Le blé de Turquie fut donné sans qu'aucun accident eût lieu... on fut aussi forcé de renoncer à donner aux chevaux, du son dans l'eau. Le son était en Espagne très peu bluté, il se trouvait mêlé à beaucoup de farine : ceux des. domestiques qui en mirent dans l'eau qu'ils firent boire aux chevaux, les virent périr en trois heures de temps. Nous marchions alors sur Madrid, novembre 1808. Des accidens de même nature s'étant manifestés pendant que nous étions campés sur les bords de l'*Alberche*, près de son embouchure dans le Tage et à l'est de Talavera, je fis couvrir mes chevaux avec doubles couvertures ; je fis passer et tenir sous leur ventre des fumigations (en temps de guerre, on se sert de ce qu'on a.) La poële, pour quiconque a fait la guerre en Espagne, était une chose très utile ; celle que nous avions toujours avec nous fut remplie de paille broyée ; j'y mis le feu, je jetai du vinaigre en aspergeant la paille et le feu, assez pour que le vinaigre fût réduit en vapeur, sans qu'en en jetant trop à la fois, il pût s'éteindre et que la paille trop humectée fût empêchée de brûler. Tandis que les fumigations étaient faites, mon domestique ayant à la main une bouteille remplie de vin chaud sucré, s'en servait pour faire avaler le breuvage au cheval. Les mêmes moyens et procédés furent employés pour le cheval qu'il montait, ainsi que pour plusieurs chevaux qui se trouvèrent dans le même cas de maladie. Deux seulement y succombèrent sur vingt chevaux malades. Sur le dire et l'assurance d'un savant professeur de l'école d'Alfort, j'ai donné du pain à mes chevaux; j'ai été obligé d'y renoncer parce qu'ils dépérissaient. Des personnes qui en ont fait l'essai, ont reconnu, ainsi que moi, que le pain ne remplacera jamais complètement la ration d'avoine.

Je rapporte ces faits parce qu'il se pourrait qu'ils servissent de renseignemens si, un jour, pareils phénomènes morbides étaient observés dans des circonstances semblables.

J'aurais à parler de la dresche au sujet de la nourriture des vaches, du lait de celles qu'on nourrit dans Paris, et des maladies dont elles se trouvent généralement atteintes. Ce long article sur l'orge ne paraîtra pas étranger au sujet que je me suis proposé de traiter dans ce chapitre, puisqu'avant d'entrer en matière sur la panification, il était indispensable d'indiquer les élémens chimiques de fermentation, d'autant que par eux, nous pouvons comprendre comment celle-ci, la fermentation, passe par les trois états, l'alcoolique et l'acétique, avant d'arriver à la décomposition par la fermentation putride.

Le chimiste, aussi instruit qu'on puisse le supposer, s'il n'est pas médecin et profondément versé dans la science de l'observation, et s'il n'a acquis beaucoup d'expérience, ne s'attachera qu'aux faits isolés qu'il obtiendra par l'analyse ou aux composés que lui donnera la synthèse; l'autre, c'est-à-dire le médecin, jugera les phénomènes morbides autant que l'action des élémens chimiques répandus, ou plutôt contenus, produits, développés, formés même de toutes pièces, auront produit un effet pathologique sur les systèmes nerveux, sur les tissus, sur les organes des animaux, ainsi que sur ceux de l'homme. La chimie organique, source féconde, riche en précieux résultats, est à la thérapeutique ce que l'anatomie est à la physiologie; elles sont les unes et les autres inséparables.

Dans toutes les circonstances qui se rattachent directement ou indirectement à la nutrition immédiate des animaux domestiques, ainsi qu'à celle de l'espèce humaine, le praticien a sans cesse besoin de demander des renseignemens, des résultats, des faits et des preuves à la chimie organique.

Par l'extension donnée à l'art culinaire, les trois règnes de la nature sont mis à contribution pour la nourriture de l'homme; les végétaux, les animaux, les minéraux sont mis à contribution pour son usage. S'il ne fallait chercher que les substances nutritives les plus convenables à la subsistance de l'homme (mais il faut plus encore, il faut lui offrir de quoi flatter son appétit, satis-

faire sa sensualité), ce serait peu de toutes ces choses relatives à la cuisine. Les substances azotées et
nutritives, doivent être examinées suivant qu'elles
contiennent de l'oxigène, des sels ammoniacaux,
de l'hydrogène et du carbone, et particulièrement si elles sont végétales pures, ou animales
pures, ou végéto-animales combinées?

Sous la première de ces considérations, nous
voyons que le gluten, substance éminemment nu-
tritive, prédomine dans le blé de bonne qualité,
et que la farine de blé donne un pain d'autant
nourrissant, que le gluten y est en plus grande
quantité ; mais, pourquoi le gluten est-il la partie la plus organisatrice, conservatrice et répa-
ratrice de nos organes et de nos fonctions? C'est
parce qu'il recèle en lui plus d'azote, d'ammo-
niaque, de carbone que les autres parties extraites des végétaux. Pourquoi aussi, toutes choses
égales d'ailleurs, les substances végéto-animales,
celles animales sont-elles plus nutritives que les
premières? C'est qu'elles contiennent une bien
plus grande quantité encore d'azote, d'ammo-
niaque, de carbone que celles-ci... Mais, qu'on
y prenne garde, il faut de tout un peu, et pas
trop.

Que l'on veuille bien prendre en note et ne
point perdre de vue que les substances animales
qui contiennent le plus d'azote, sont aussi celles
qui activent davantage l'exercice des fonctions

organiques, et spécialement de celles de la diges-
tion et de la nutrition immédiate.

C'est pourquoi certains animaux immondes
s'engraissent plus promptement avec des substances animales. Ce ne peut donc être une chose
indifférente que l'emploi des substances nutritives soumises à la panification, aux divers
genres de nourriture des animaux vendus sur
les marchés pour être employés à l'alimentation,
à la fermentation vineuse, alcoolique et acétique, aux qualités des sels donnés aux bestiaux
ou employés dans les diverses préparations culi-
naires. Quoique mon intention ne soit pas de faire
de cet ouvrage un traité ex-professo sur chacune
de ces matières, toute importante qu'elle puisse
être, je dois cependant indiquer les élémens chimiques contenus, faire connaître ceux qui, sans
être nuisibles *à priorii*, peuvent le devenir par
suite d'ignorance, de spéculation ou de fraude.
Je prie le lecteur de vouloir bien consulter le
titre IX (tout entier) du livre V de la police des
farines par de *Lamare*.

L'origine, la source, la cause même de divers
accidens maladifs pouvant se rencontrer dans les
grains, les farines, le pain, les viandes de boucherie, la charcuterie particulièrement, il est de
rigueur qu'il ne soit fourni à la consommation
que des alimens capables d'entretenir la santé et
de conserver la vie de l'homme ainsi que celle

des animaux; elles tiennent l'une à l'autre sous le rapport de l'alimentation. Les végétaux sont ainsi que l'homme sujets à des maladies, à des altérations organiques, à ce que des parties qui sont étrangères aux céréales se trouvant mêlées avec des produits qui n'en dépendent pas, les rendent nuisibles les unes et les autres à cause des produits chimiques qui naissent de leur mélange; il ne faut donc pas les faire servir les derniers à la nourriture des bestiaux.

On ne saurait donner une trop grande attention à ce que les animaux soient nourris avec des fourrages de bonne qualité, de bons grains, des légumes et des fruits qui ne puissent dans aucun cas altérer les fluides, leurs chairs, leur santé et leur état normal, frapper les uns d'*obésité* pour en extraire une graisse malsaine, toujours nuisible à la santé de l'animal et à celle de l'homme qui en fait usage; jeter les autres dans l'*étisie* afin d'en extraire un foie malade, et par conséquent malsain, que l'assaisonnement ne rend digestif qu'en irritant l'estomac, en échauffant le sang par suite de l'irritation ou plutôt de surexcitation des organes viscéraux, et surtout de ceux de la reproduction de l'espèce humaine. Là, ne se trouvent jusqu'ici que des inconvéniens que la gourmandise et la sensualité pourraient éviter; mais des accidens d'une nature bien grave, peuvent naître du trop de laisser-aller des spéculateurs,

Dans tous les temps, dans tous les instans de la vie, il est des choses qui ont besoin d'être surveillées; ainsi, on ne devra jamais permettre que la chair des animaux carnassiers soit donnée, sous quelque prétexte que ce puisse être, comme nourriture à ceux des animaux domestiques, ou tout autre devant servir à être vendus comme aliment. Il faudrait, plus peut-être qu'on ne le fait, empêcher les cochons de se repaître des immondices (1); il faut que l'administration fasse surveiller l'alimentation des bœufs, des vaches, des veaux, des moutons, des volailles ; qu'elle s'oppose à ce que ces animaux ou leurs produits soient introduits en fraude, ou même donnés comme nourriture aux porcs, et ce, dans des vues d'un sordide intérêt, de spéculation, ou d'économie mal entendue.

Je n'ai pas à m'occuper des falsifications commerciales du lait, mais attendu que du *sucre de lait* mêlé avec du *natrum*, constituent les globules qui sont la panacée des homéopathes, je me trouve conduit à examiner succintement leur système

(1) Pour se convaincre de toute la sollicitude des gouvernemens de nos rois, voyez de Lamare, Traité de la Police des bestiaux, boulangerie, boucherie, charcuterie. T. VLIX et suivans.

Les porcs et les fumiers qui en proviennent, devraient toujours être tenus loin des habitations. En Espagne, dans le royaume de Léon, les rouis des cochons sont placés hors des villages, où ils n'entrent jamais étant vivans.

médical sous le point de vue de l'action des médicamens qu'ils emploient (1).

(1) Il se rencontre quelquefois dans les animaux domestiques, des altérations organiques qu'on ne parvient à découvrir qu'à force de recherches... Des médecins et des vétérinaires ont reconnu que dans Paris, un assez grand nombre de vaches parmi celles qu'on y nourrit, quoique n'ayant rien perdu de leur embonpoint, étant même souvent fort grasses, y sont presque toujours atteintes de phthisie pulmonaire... Donnez donc le lait de ces vaches aux petits enfans de la Capitale, et soyez surpris après cela de rencontrer dans Paris tant et tant de scrophuleux, de rachitiques et de phthisiques.—Les *vachers* qui tirent à la quantité de lait, donnent de la solution de *dresche*. C'est le marc de l'orge moulue dont se servent les brasseurs de bière. Par ordonnance du 4 novembre 1701, rapporté dans le Traité de la Police de de Lamare, liv. IV, T. 7, page 576 et 577 ; il est permis aux brasseurs de vendre aux particuliers qui nourrissent des vaches laitières, le marc de l'orge moulue vulgairement appelé dresche, et aux particuliers d'en nourrir leurs vaches, pourvu que la dresche ne soit pas aigrie.

« Par sentence de la Police de Paris du 10 septembre 1743, un « vacher fut condamné à cent livres d'amende pour avoir nourri « ses bestiaux de dresche corrompue, contre la disposition des « ordonnances de police... »

Je me suis convaincu , et c'est le hasard qui m'en a fourni l'occasion, qu'il y a quelques avantages pour les vachers à donner de la dresche fermentée ammoniaco-azotée, dont ils font un breuvage au moyen duquel ils obtiennent une plus grande quantité de lait; la fraude n'est point ici saisissable dans les conséquences; mais elles ont été connues, et les suites qu'elles entraînent, prévues par les dispositions de l'ordonnance de 1701. Alors, ce que l'expérience avait appris, la chimie organique nous l'explique aujourd'hui; elle ne fait et doit faire que de donner plus de force aux anciens règlemens, et qu'en dépit des économistes, que l'empereur Napoléon regardait comme gens capables de ruiner un empire de granit. Il faut que les règlemens, je le répète, soient sévèrement exécutés.

7

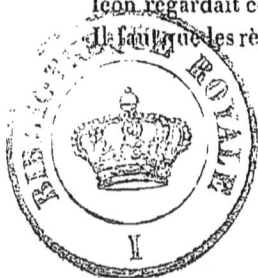

La température ainsi que la propreté sont, pour les laiteries, deux conditions de première nécessité; la troisième, c'est de n'y laisser introduire aucune substance capable d'y faire développer la fermentation, parce qu'elle y dégage des acides carbonique et acétique qui font tourner le lait.

Tout le monde sait que toute impression morale, tout sentiment de colère chez une nourrice, change les propriétés physique et chimique de son lait donné : au jeune nourrisson, il est immédiatement atteint de coliques, il éprouve de l'agitation, quelquefois même des convulsions. La nature des alimens qu'aura pris la nourrice n'est pas chose indifférente pour l'enfant qui tête. Pourrait-on croire qu'une vache poursuivie à coups de pierres par des enfans, a pu éprouver une impression instinctive assez forte pour que son lait, dont mon enfant nourri au biberon s'était toujours très bien trouvé jusque-là, fût tourmenté par des coliques assez vives?... D'après les reproches que je fis faire au nourrisseur à ce sujet, il me fit dire que rien n'avait été changé à l'égard de la vache, qui fut exclusivement celle du lait de laquelle mon fils fut nourri; que son lait devait nécessairement être aussi bon que les jours précédens, à moins que l'effroi d'avoir été poursuivie par des enfans n'en eût changé la qualité... Je n'ai jamais mieux reconnu cette in-

fluence du moral sur le lait que chez les nourrices colères.

Tant qu'à la partie physique, à la nature et
aux propriétés médicamenteuses transmises de
la nourrice à l'enfant, on sait que dans certaines
maladies, en traitant la nourrice on traite en
même temps son nourrisson. La nourrice peut
être alternativement l'auteur d'une maladie
transmise à l'enfant, et son lait, après avoir été
la cause du mal, peut ensuite devenir le véhicule
du remède et le moyen de guérison. Il n'y a pas
que la syphilis parmi les maladies que la nourrice puisse transmettre : le scrophule, les exan-
thèmes sont et rentrent dans la même cathégorie.
Les cultivateurs perdent souvent, par l'effet de
l'influence 1° de l'air qu'ils respirent, des vaches,
des moutons, ainsi que des volailles et d'autres
bestiaux; 2° des lieux que ces animaux ha-
bitent; 3° des eaux malsaines qu'ils boivent;
4° des fourrages, des grains et des graines de
mauvaise qualité dont on les nourrit.

Ces diverses causes de maladies ne produisent
pas toujours des accidens qui font périr promptement les chevaux, les bœufs, les vaches, les
moutons, les volailles, même les porcs, qui sont
de tous les animaux ceux qui résistent davantage; elles y occasionnent, ainsi que dans l'espèce
humaine, des altérations qu'on ne découvre qu'à
force de recherches minutieuses.

Les prêtres, en examinant les entrailles des
victimes offertes en sacrifice, pouvaient y chercher, moins à pénétrer la volonté des dieux, que
des données d'anatomie pathologique, dont ils
purent se servir pour le traitement des maladies
de l'espèce humaine, puisqu'ils étaient tout à la
fois prêtres et médecins. Les bœufs, ainsi que les
vaches grasses, qui ne sont pas sortis des étables
pendant tout l'hiver, lorsqu'on les tue avant
qu'ils aient été mis dans les prés, au printemps,
ont souvent dans leurs vésicules du fiel, des
pierres biliaires et des égagrophies dans leurs
estomacs. On rencontre assez fréquemment chez
les moutons de la sérosité dans les vatricules du
cerveau, dans le canal médullaire; une sorte de
boule d'eau dans le quatrième ventricule, chez
ceux qui meurent à la suite du tournis; la tuberculisation des glandes bronchiques, des glandes
mésentériques même, des inguinales, s'y rencontrent suivant les divers états par lesquels les
phlegmasies chroniques les font passer. Toutes
ces altérations organiques observées dans les animaux ne sont pas sans intérêt pour la science; le
carreau et l'acite dans les lapins qu'on élève
chez soi, offrent une grande analogie avec les
mêmes altérations observées dans les enfans qui
y succombent par suite de scrophule et chez les
personnes de tout âge à la suite des fièvres intermittentes.

De tous les alimens que l'homme tire du règne animal, il n'en est pas d'une plus mauvaise qualité que la chair du cochon et tous les produits que la charcuterie en exploite.

Le cochon, animal qualifié d'immonde, est vorace, se nourrit de substances végétales et quelquefois de substances animales (1).

Je m'arrête à ce dernier paragraphe, mais que

(1) Les substances animales, indépendamment de l'organisme du porc, ne contribuent pas peu à produire les altérations maladives qu'on rencontre très fréquemment dans cet animal. Toutes les altérations organiques que je crus pouvoir faire dépendre des localités, étaient tout-à-fait identiques avec celles que j'avais observées dans les cadavres des soldats, à la suite des fièvres intermittentes produites par de l'alimentation avec des substances végétales ou animales de mauvaise qualité.

Les maladies que l'on rencontre dans les cochons nourris avec de mauvais grains, de criblures bonnes ou mauvaises, de résidus des brasseries, laiteries, enfin avec des chairs crues ou cuites, devront appeler de plus en plus l'attention médicale. On convient que les chairs données aux cochons, rendent les excrémens de ces animaux plus infects et d'une nature différente; il s'est donc opéré, ou plutôt il y a donc des produits chimiques, ou plus actifs ou plus nombreux, ou même d'une nature différente fournis par la chimie vivante.... Ce ne serait donc pas trop exiger que de demander à la chimie organique d'analyser le sang, la sérosité, surtout celle qui découle des incisions faites dans le tissu cellulaire intermusculaire, de ceux des tissus employés par la charcuterie pour les diverses préparations.

Attendre après les salaisons faites, et avec quelle espèce de sel, les produits nouveaux résultant ou qui peuvent résulter de la salaison, des affinités chimiques, de la fermentation arrêtée à force de sel, poivre, épices, poudres aromatiques dont on fait une très grande consommation dans les saucisses, en Allemagne, etc.

l'on sache et que l'on se pénètre bien de cette terrible vérité : c'est que la chair de l'animal qui s'est nourri de la chair des autres animaux sera toujours pour l'homme un aliment dangereux,....

L'oxygène entretient la vie, l'azote fait vivre vîte, le carbone alimente; mais l'acide carbonique éteint le flambeau de l'existence.

CHOLÉRA. — SON TRAITEMENT.

Instruction sur l'épidémie régnante, ses causes, son siége, sa nature, ses effets, et sur le mode du traitement adopté par l'observation, et confirmé par l'expérience.

Dum spiritus timoris cogitatione se macerant, non tantum corpora apta redduntur ad suscipiendum omne genus morborum, sed et tragœdiam tùm ludunt magis funestam.

FRÉD. HOFFM.—*Dissertat. phisico-médico.*—Tome III, n° 1.

« Toute maladie, si bénigne qu'elle puisse être, (dit le docteur Duvivier) (1), prend un caractère de gravité sous l'influence de la peur; elle peut même devenir mortelle si un sentiment de terreur panique s'empare du malade, qui (lorsqu'il succombe) ne doit sa mort qu'à la peur ou à la terreur.

« Dans les maladies telles que les fièvres, le froid plus ou moins fort, la rigidité, l'horripilation qui se manifestent à chaque invasion, caractérisent le danger, qui s'accroît d'autant plus, que la peur et la terreur l'augmentent davantage.

(1) Extrait de la *Dissertation médico-pratique* sur le *choléra*, (Mémoire inédit) transmis à plusieurs sociétés académiques.

« On a annoncé un choléra, on veut qu'il vienne de l'Inde; nul ne démontrera qu'il fut propagé sans interruption.

« Comme maladie essentielle, le choléra est peu fréquent en Europe, et y il est rarement mortel ; je n'entends parler ici que du choléra spontané, et de l'accidentel de la première espèce, parce que celui de la deuxième espèce est toujours le produit d'une action déterminée sous l'influence d'élémens destructeurs des tissus organiques (*non est, hic, locus*).

« Le troisième genre de choléra, le symptômatique, celui enfin auquel *se rattachent tous les malheurs* dont l'Europe a été la victime, n'a et ne peut avoir de rapport avec celui de l'Inde qu'autant que les praticiens voudraient bien faire attention que dans l'Inde ainsi qu'en Europe, des accidens cholériques se groupent avec d'autres accidens maladifs dépendans d'infection miasmatique.

« C'est sous l'influence des émanations des marais du Delta dans l'Inde, que les Européens et les naturels sont atteints et succombent. S'il y a idendité de nature entre la cause miasmatique, sauf celle d'intensité et d'analogie par rapport aux dispositions facultatives des individus que l'infection miasmatique atteint et peut atteindre dans les différens pays bas, humides et maréca-

geux, il doit y avoir similitude dans les phénomènes morbides.

« Ainsi les moyens auxquels il faut avoir recours dans le choléra spontané, ne peuvent con-
venir dans celui qui est la conséquence de l'action irritante produite sur les parois de l'estomac
par des alimens de mauvaise qualité ou par des
substances vénéneuses, des acides minéraux ou
des oxides métalliques.

« Le premier a son siége dans l'appareil spléno-
hépatique, le second dans l'estomac ; dans l'un
comme dans l'autre, la cause est matérielle, pal-
pable, les effets sont circonscrits, il y a trouble
dans les fonctions des organes indiqués; si le
trouble persiste, si l'irritation est entretenue, les
liquides affluent, il y a phlogose, congestions sanguines, et dans les climats chauds, terminaison
funeste.

« Dans la seconde espèce du deuxième genre,
les substances, à cause de leur nature, de leur
action désorganisatrice des tissus avec les surfaces
desquels elles se trouvent être en contact immédiat (l'œsophage, les parois de l'estomac et du tube
intestinal) exercent bien consécutivement un effet indirect d'abord, puis direct sur les nerfs
pneumogastriques, sympathiquement sur les organes auxquels ils se distribuent; mais la mort qui
survient, reste due à des altérations organiques.

« Le troisième genre de choléra, celui dont parle

Cullen, ne peut-être regardé comme une affection essentielle, pas plus que les vomissemens dans l'invasion des phlegmasies cutanées exanthématiques, dans la métrile, la néphrite, la néphralgie, l'étranglement d'une portion intestinale dans les hermies.

« L'épidémie qui, aujourd'hui, étend ses ravages en France (1), ne doit donc être considérée comme le produit d'une infection miasmatique : pour tous les médecins observateurs, c'est la fièvre pernicieuse de *Torti*, plus communément désignée sous la dénomination de fièvre algide, dans laquelle le vomissement et les évacuations alvines ne sont que des épiphénomènes morbifiques dépendans d'une infection générale pour les fluides, d'une énervasion pour les solides pendant l'invasion, et l'innervation dans la réaction produite par la nature afin de triompher de la cause du mal. Toute impression désagréable reçue par les nerfs, est transmise par eux aux deux centres communs des sensations, le centre *céphalique* et le centre *épigastrique*. Jamais ou presque jamais une inflammation ou phlegmasie aiguë n'envahit primitivement la totalité, c'est-à-dire tous les tissus qui concourent à l'organisation des viscères, certains cas exceptés, ceux dépendans des poisons.

(1) Ce Mémoire a été communiqué dès les premiers jours où les journaux ont fait mention du choléra.

Le *gaz-azote,* l'*hydrogène phosphoré, sulfuré,*
produits de la fermentation putride des substances végétales et animales réunies, soit qu'ils
émanent des lieux bas, humides et marécageux,
où qu'ils s'exhalent de tous autres foyers d'infection, tels que les cimetières, les fosses d'ai-
sance, les puisarts, les égoûts, les lavoirs dont
les eaux sont stagnantes plus ou moins de temps,
les eaux de savon, celles des épurations d'huiles
animales ou végétales, les rizières, les voiries et
leurs eaux filtrantes, le rouissage du chanvre et
du lin, d'où ces gaz s'élèvent dans l'atmosphère,
ne manquent pas de produire un effet plus ou
moins nuisible sur la santé de l'homme et sur
celle des animaux.

Abandonnées à l'action des courans d'air,
ceux-ci quelquefois les transportent à de grandes
distances; malheur à ceux qui se rencontrent sur
leur passage, car l'influence morbifique de ces
gaz, a été reconnue loin des centres d'où ils éma-
naient. Toutes les saisons de l'année ne sont pas
également favorables au développement des maladies par infection. Pour que celle-ci puisse agir sur
l'organisme, il faut encore que le corps humain
y ait été en quelque sorte préparé. Dans les climats tempérés, sous les influences exercées par
le corps humain, par les gaz énumérés ci-dessus,
par les variations atmosphériques dans les temps
chauds et humides pendant le jour, froids et hu-

mides pendant la nuit, et surtout par des brouillards épais et infects, peuvent naître et se développer les fièvres pernicieuses ou névropathies;
mais dans les climats où la température élevée
modifie les constitutions, et donne une grande
prédominence aux organes de la secrétion de la
bile, où les surexcitations sur les viscères abdominaux, se renouvellent sans cesse par l'usage
des boissons spiritueuses ou froides, par l'alimentation ou par d'autres excès auxquels se livrent
les Européens ; ou bien lorsque ces mêmes viscères sont douées de peu d'énergie à cause d'une
alimentation peu substantielle, d'une vie molle
et oisive, comme chez les Indiens ; dans ces climats, dis-je, l'infection miasmatique des bords
de l'Indus, du Delta, du Gange, transportée
quoiqu'à de grandes distances, atteint sur son
Passage ceux que Brown dit être dans l'*oppor-
tunitas ad morbum.* Cette dernière disposition, sous
l'influence de l'infection miasmatique n'a-t-elle
jamais été suivie que de l'apparition des fièvres
pernicieuses? Non sans doute, car en même temps,
ont été observées les fièvres exanthématiques, le
typhus, la dothinenterie, la suètte, les pétéchies.

« Je ne rechercherai pas si, à Paris, les localités,
par suite d'événemens fortuits, ou par des travaux
inoportuns, ont donné naissance à des émanations qui, dans des temps ordinaires, déterminent

des névralgies faciales, pharingiennes, œsopna-
giennes, et même bronchiques ; des phlogoses,
des muqueuses gastro-intestinales, diarrhées, dys-
senteries ou autres, et si ces émanations n'ont
pas, par l'effet de la réunion d'un plus grand
nombre de causes, développé des accidens de nature plus grave, auxquels sont venues se grouper
des névropathies gastro-intestinales, cardiaques,
pulmonaires et consécutivement des hépatisations,
des congestions subséquentes vers la tête, et la
concordance d'actions et d'effets léthals... de l'asphyxie et de l'apoplexie. Combien de fois, en
effet, n'ai-je pas eu occasion de me convaincre de
ces tristes vérités? 1° Depuis 1798, époque à laquelle Monsieur le professeur Pinel nous a appris
à reconnaître ces terribles accidens et à en triom-
phe; 2° en Zélande, en Westphalie, dans la Prusse
Orientale, en Pologne, dans le duché de Brande-
bourg, en Estramadoure, en Andalousie, en Alsace, dans les landes de Bordeaux... Citerai-je les
quartiers de Paris et de ses environs, où, surtout
depuis 1820, j'ai traité un grand nombre de malades par suite d'infection miasmatique, produite
par les émanations des rives de la Seine, de la
Marne, de la Bièvre, lors des curages des égoûts
de Bicêtre et de la Bièvre qui se font chaque
année; de l'ancien fossé de la Bastille, à l'époque
de l'établissement du canal St.-Martin.... et dont

plusieurs cas ont présenté des phénomènes cholériques, carotiques, et ceux caractéristiques des
fièvres algides (1)?

Considéré comme épiphénomène morbifique
produit d'une infection miasmatique agissant
plus particulièrement sur les plexus abdominaux,
et spécialement sur le solaire, le choléra se rattache à une affection que nous avons rangé dans
la classe des névropathies (2). Dans la maladie régnante, vouloir combattre exclusivement les vomissemens et les superpurgations, ce serait
l'exposer à échouer (*principis obsta*). La
souffrance des nerfs pneumo-gastriques, des
irradiations nerveuses des plexus, le trouble
apporté dans l'exercice des fonctions des or-

(1) Je ferai remarquer 1° que les pays dans lesquels le choléra
a exercé le plus ses ravages , sont aussi ceux où les fièvres dites
pernicieuses , règnent épidémiquement chaque année au printemps et à l'automne ; 2° que l'épidémie cholérique a suivi les
bords des fleuves, des rivières, des étangs ; qu'elle a d'autant exercé
ses ravages, que les premiers y sont moins contenus dans leurs lits
et que les lieux circonvoisins sont plus vaseux et marécageux ;
3° que la misère des habitans est plus grande, et la propreté moins
bien entretenue ; 4° que les productions de la terre y ont été plus
ou moins atteintes des maladies, ainsi que les animaux qui servent
à la nourriture.

Voyez la *Monographie de la Miliaire épidémique* que j'ai publiée
en 1826.

(2)Mémoire sur la statistique des maladies traitées dans l'hôpital
militaire du Val-de-Grâce, depuis 1799 jusqu'à 1825. Ce Mémoire,
remis à l'Académie des sciences le 28 décembre 1829, y est ins-
crit sous le n° 23, pour le concours Monthyon.

ganes auxquels ces nerfs distribuent le principe
de vie et impriment leur action, et cette action
une fois pervertie, il doit en résulter nécessairement des phénomènes morbides de nature spéciale. Or, quels sont ces phénomènes dans le choléra prétendu asiatique ? cessation plus ou moins
complète de l'harmonie entre la force centripète
et la force centrifuge (*frigor rigor et horror*),
sensations toutes trois portées à l'excès, d'où résultent spasmes dans les muscles de la vie de re-
lation; un état convulsif, tétanique même, une
perversion dans les fonctions des organes abdominaux; bientôt des vomissemens par régurgi-
tation, des selles par inertie des intestins, des
perturbations dans les fonctions du cœur et des
artères, des stases dans les gros vaisseaux; refou-
lement des liquides de la circonférence au centre,
suspension plus ou moins prolongée de la circulation dans les vaisseaux capillaires, ainsi que dans
ceux d'exhalation et d'absorption.

Bientôt le foyer du calorique s'éteint, les poumons s'hépatisent par suite d'engorgement des
gros vaisseaux; le cerveau reçoit, mais ne renvoie
pas, il est comprimé. Les fonctions de la respiration, de la circulation s'arrêtent : de là, l'asphyxie
et l'apoplexie surviennent et terminent cette scène
tragique. Dans cette maladie, la vie abandonne
les organes dans l'ordre inverse de leur développe-
pement primitif et de l'exercice des fonctions or-

ganiques et de relations intellectuelles qu'ils sont
destinés à remplir : aussi, la putréfaction, qui a
déjà commencé dans les régions les plus éloignées
des centres, envahit-elle promptement les corps,
dont les exhalaisons putrides deviendraient des
foyers de contagion, si la surveillance adminis-
trative n'intervenait dans l'intérêt général. La putréfaction étant le signe le plus certain de la mort
réelle, l'état léthargique, si fréquent dans les fièvres pernicieuses, ne peut être confondu avec
celui de mort.

TRAITEMENT. — Au premier rang, nous place-
rons le camphre administré intérieurement et
extérieurement, les vésicans d'un effet direct et
prompt sur les nerfs de la moëlle épinière, les
plexus cervicaux, cordiaque et solaire ; les em-
brocations sédatives sur l'abdomen, et sur
la région épigastrique, un emplâtre composé ;
enfin des rubéfians sur les cuisses et sur les
jambes. Au deuxième rang, les boissons diapho-
rétiques, lorsque l'estomac peut en supporter la
présence, les demi-lavemens composés avec les
antipasmodiques, le camphre, l'assa-fœtida, les
extraits de quinquina, la quinine même, s'il y a
indication. Au troisième rang, les potions danr
lesquelles entrent la serpentaire, la gontiane, le
quinquina et ses préparations; l'esprit de Minde-
rerus, l'esprit de nitre dulcifié, les éthers.

Le choix des préparations, les doses, l'instant

opportun de leur administration, sont subordonnés à l'âge, au sexe, à l'intensité de la maladie, mais surtout à sa nature bien constatée, car il serait très dangereux pour le malade de confondre quelques phénomènes morbifiques qui seraient étrangers à l'affection épidémique. Tous les médecins sont d'accord sur la nécessité d'administrer promptement des secours aux malades atteints par l'épidémie, mais l'efficacité de ces secours dépend essentiellement de l'application directe qu'il convient d'en faire. Quelle que soit l'intensité des accidens, le danger même imminent pour la vie des malades, il faut que le médecin agisse puissammemt et tout à la fois sur le moral et sur le physique.

Médication à suivre dans les névropathies compliquées d'accidens cholériques, ainsi que dans tous les cas d'affections dites pernicieuses.

TRAITEMENT ENDERMIQUE.

Nº 1.

En poudre
- Poix de Bourgogne . . . . ℥ jj.
- Camphre. . . . . gr. jjj.
- Opium gommeux . . . . . gr. vj.
- Sulfate de quinine . . . . gr. xvj.

Malaxez le tout ensemble et étendez sur un morceau de peau, pour être appliqué, et laissez plusieurs jours sur la région de l'épigastre ou creux de l'estomac.

8

EMPLATRE EPISPASTIQUE.

No 2.

Camphre en poudre . . . . gr. jv.
Emplâtre épispastique. . . . . . ℥ jjj.

D'une assez grande dimension pour l'étendre de la région de la nuque à la partie moyenne du dos, vers la dernière vertèbre dorsale.

NOTA. — Cet emplâtre peut être laissé pendant deux jours, sur le cou et la partie supérieure du dos.

No 3.

Poix de Bourgogne. . . . . } āā ℥ jj.
Emplâtre épispastique. . . . . . }

En poudre {
  Camphre . . . . gr. v.
  Sulfate de quinine. . . . . gr. xx.
  Opium gommeux . . . . . gr. vjjj.
  Carbonate d'ammoniac . . . gr. xxx.
}

Mêlez exactement et étendez sur un morceau de peau de la largeur de 7 à 8 pouces et d'une assez grande longueur pour s'étendre de la région de l'épine du cou à l'épine des vertèbres lombaires.

Cet emplâtre ne sera enlevé qu'autant que le malade souffrirait par trop.

NOTA. — Employés suivant la gravité des cas, les emplâtres ont généralement répondu aux indications ; cependant il s'en est présenté de tels pendant la maladie régnante, que les malades ayant été jugés perdus irrévocablement par plusieurs de mes confrères, j'ai préféré employer un remède dont l'efficacité me parut puissante, et elle le fut.

LINIMENT.

No 4.

Essence de térébenthine . . . . . . jjj.
Alcali volatile . . . . ℥ j.

En imbiber des bandes de flanelle qui seront appliquées sur toute la longueur do l'épine depuis l'occiput jusques au-dessous des lombes; au-dessus celles-ci une autre bande de flanelle imbibée d'eau très chaude sur laquelle on promène à plusieurs reprises un fer à repasser, après l'avoir fortement chauffé sur le feu.

NOTA. — L'emploi ainsi que l'action, non moins que les succès sub-séquens de ce topique, doivent être surveillés avec une grande attention.

SINAPISMES.

No 5.

Farine de graines de moutarde non sophistiquée.
Vinaigre de bonne qualité.

Les cataplasmes préparés avec ces substances doivent être appliqués le plus chaud que possible, sur les cuisses, les jambes, ou sur les coude-pieds, parce que la région plantaire est inerte chez les malades, en général.

NOTA. — Les sinapismes destinés à rétablir la vitalité dans les membres inférieurs, produisent un effet salutaire qui s'accroit progressivement et d'autant que la chaleur est rappelée du centre à la circonférence.

EMBROCATIONS.

LINIMENT POUR LES EMBROCATIONS SUR L'ABDOMEN.
No 6.

R'. Huile de camomille camphrée . . . ℥ jj.
Laudanum liquide de sydenham . . . ℥ jj.
Alcool de melisse. . . . . ℥ ß.
Alcali volatil . . . . . . goutt. xjj.

Mêlez pour l'usage.

NOTA. — A l'instant même où le médecin arrive auprès d'un malade atteint de névropathie à type pernicieux, il faut de suite entourer ce dernier d'une atmosphère de chaleur, faire des frictions sèches sur tous les membres, le couvrir de serviettes chaudes et placer sous les pieds, dans l'intervalle des membres inférieurs, sous les aisselles, sur les côtés du tronc, des vases (ou bouteilles) remplis d'eau chaude, ou des sachets remplis de sable chaud.

Dans l'administration prompte, directe et raisonnée des secours médicaux à donner aux malades, il faut, en évitant *Charybde*, ne pas tomber dans *Sylla*; ainsi dans la maladie qui fait le sujet de cette notice, une sur-excitation trop long-temps prolongée ou trop forte, relativement à la sus-ceptibilité nerveuse du sujet, ne manquerait pas d'être suivie d'accidens graves, et de développer des causes capables de produire le typhus.

Le traitement anti-phlogististe employé à priori serait et a été généra-lement suivi de la mort, lorsqu'on y a eu recours, pendant la période algide.

Cependant les saignées, quelques applications de sangsues en petit nombre, ont été par nous employées avec succès plusieurs jours après l'invasion et pendant la période d'exacerbation, afin de prévenir le typhus, les conséquences des congestions sanguines vers les gros vaisseaux san-guins, le cœur, le cerveau, les poumons et le foie.

Suivant les indications, l'âge, le sexe, l'intensité des accidens, les pé-riodes de la maladie, j'ai employé et fait prendre à l'intérieur, les prépa-rations médicamenteuses ci-après formulées.

TRAITEMENT INTERNE.

PRÉPARATIONS GALÉNIQUES.

N° 7.

Gomme arabique	. . . .	℥ jj.
Sirop de quinquina	. . . . . .	℥ jj.
Eaux distil-lées de { Feuilles de menthe	. . . .	℥ jj.
Charbon béni	. . . .	℥ j.
Tilleul	. . . .	
Fleurs de camomille	. . . . . }	āā ℥ ß.
Fleurs d'orange	. . . . . .)	
Liqueur minéral. d'Hoffman	. goutt.	xxx.

A prendre par cuillerée dans les cas simples.

POTIONS.

N° 8.

Extrait de quinquina de Lagarai	. . .	℥ j à jj.
Sirop de groseilles ou autre	. . . .	℥ jj.
Eaux distillées de feuilles { Laitue	. . . . }	āā ℥ j.
Chardon béni	. . .	
Menthe poivrée	. . . .	℥ j.

Fleurs de tilleul . . . . ⎫
Fleurs de sureau . . . . ⎬ ℥ ß.
Fleurs d'orange . . . . ⎭
Esprit de nitre dulcifié . . . goutt. xx.

.Cette potion doit être prise par cuillerée à bouche
d'heure en heure, et dans l'intervalle on donne une infusion de camomille romaine (une tête par chaque
tasse à café d'eau, et deux feuilles de bourrache) pour
quatre tasses, ou toute autre infusion calmante et dia-
phorétique.

NOTA. — Dans le cas de cholérine, qui souvent a précédé les accidens
des fièvres algides cholériques, le traitement a consisté à unir les muci-
lages, les eaux distillées, les antispasmodiques aux préparations gom-
meuses ou extraits de quinquina, administré sous forme de potion,
boissons et lavemens.

POTIONS.

N° 9.

Racines ⎰ Serpentaire de Virginie . . . ⎱ āā ℥ jj.
        ⎱ Gentiane. . . . . ⎰
Ecorces de quinquina concassées . . . ℥ j.
Faites bouillir dans l'eau commune une livre.

Ajoutez ensuite :
Sirop de framboise . . . . ℥ jjj.
Esprit de mendere . . . . ℥ ß.

A prendre à la dose d'un verre à vin de Bordeaux (ou
quatre cuillerées à bouche à la fois) de deux en deux
heures.... Dans l'intervalle d'une dose à l'autre, de la
limonade cuite préparée avec un citron, y compris le
reste.

NOTA. — Si le malade était par hasard dans l'usage d'aimer un peu le
vin et d'en faire volontiers l'usage, on pourra ajouter une ou deux cuillerées de bon vieux vin par chaque petite tasse de limonade.

POTION.

Nº 10.

Extrait de quinquina de Lagarai . . .	℥ jj ß.
Gomme arabique en poudre.	℥ jj.
Sirop de guimauve	℥ j.
id. de pavot blanc	℥ ß.
Eaux dis- (de racine de naphea.	℥ j.
tillées. ⟨ feuilles de laitue.	℥ j.
(chardon béni	℥ jj.
Menthe poivrée	℥ ß.
Fleurs de camomille romaine	℥ j ß.
Liqueur minérale d'Hoffman . goutt.	xx.

A prendre par cuillerée de deux en deux heures et dans l'intervalle une infusion d'une demi-pincée de fleurs de petite centaurée édulçorée avec du sirop de gomme.

LAVEMENT.

PREMIER CAS, CELUI DE CHOLÉRINE.

Nº 11.

Décoction de graine de lin.

Décoction d'une tête de pavot.

Pour deux ou même trois demi-remèdes.

(*Potion* nº 7) plus ou moins modifiée.

(*Boisson*). Décoction de riz, d'écorce sèche d'orange, sucre et gomme.

DEUXIÈME CAS.

Nº 12.

℞.	Camphre	gr. jjj.
	Sel de nitre	xxx.
	Assa-fœtida	xii.

Solution dans un jaune d'œuf pour deux demi-remèdes, véhicule, décoction de graines de lin.

TROISIÈME CAS.

℞. Assa-fœtida . . . . gr. xii.
Camphre . . . . gr. jv.
Sel de nitre . . . . ℥ j.
Extrait sec de quina . . . . ℥ jj.
Jaune d'œuf.
Eau commune . . . . ℥ jv.

Véhicule, décoction de graine de lin pour deux demi-
remèdes.

CHAPITRE VIII.

Conséquences physiologi-pathologiques déduites des phénomènes cholériques.

Bien avant, pendant et depuis l'époque à laquelle on a voulu donner à l'épidémie de 1832, le caractère essentiel de choléra asiatique, qu'il a étendu son influence et exercé de si cruels ravages, les faits qu'on a voulu rattacher à la maladie, lesquels se sont en quelque sorte groupés en masse sur divers points de l'Europe, n'ont fait que me convaincre de plus en plus, que dans les fièvres pernicieuses, dans la suette, la plus légère cause d'irritation provoquée sur l'estomac, produit des phénomènes cholériques. Le pain manutentionné avec des farines irritantes, des alimens malsains, une petite quantité de poudre d'ipécacuanha, suffisent pour produire des vomissemens; par conséquent, les farines avariées, ainsi que d'autres substances, ont bien pu y avoir part... Il ne faut cependant pas perdre de vue : 1° Que les maladies généralement ne dépendent pas d'une seule cause; 2° que, parmi les causes morbifiques, il s'en rencontre qui augmentent l'intensité des accidens préexistans, sans toutefois changer le caractère essentiel de la maladie; 3° qu'il ne faut rien moins qu'une grande expérience pour ne pas confondre les effets avec les causes, et *vice versâ* ; les phénomènes essentiels avec ceux qui ne sont que symptômatiques ; les accidens dépendant d'une cause agissant idiopathiquement ou sympathiquement ; ce qui, dans le traitement des maladies graves, a bien pu se rencontrer quelquefois, peut-être même pendant l'épidémie prétendue cholérique.

L'attention ayant été appelée, et par suite pres qu'irrésistiblement entraînée, l'importance qu'on devait attacher au péril que chacun craignait de courir, la *peur*, ou plutôt le respect humain, la réserve, la prudence même qui ne devaient pas permettre de faire prévaloir une pensée isolée, contre celle qui était devenue, en quelque sorte, générale, rendaient circonspects, parce qu'il fallait plus que de la prévision des faits même, pour entrer en lice. Tout ce que nous apprenions était conforme à tout ce qui a lieu dans toutes les maladies épidémiques.

Le chemin que des hommes à vues longues avaient osé tracer à la maladie, celui que suivant eux, il devait parcourir, ne laissait plus d'autre avis à suivre que celui du Sage, qui, dans le doute, s'abstient.

Mais aujourd'hui que ces faits se sont passés sous nos yeux et qu'il nous est possible de nous en rendre compte, qu'il nous soit permis de faire

et de soumettre les réflexions que l'amour du bien
public nous suggère.

Quoique par avance les esprits aient été frappés
par de lugubres idées, et que le fantôme du choléra ait même apparu en songe à quelques esprits
timorés, n'eût-il pas été plus simple et tout-à-fait
naturel de s'adresser à soi-même la question ten-
dante à s'assurer, et avant toute autre chose de
savoir si tout ce que l'on débitait sur le compte
du choléra était exact? ensuite, permis à chacun,
suivant son bon plaisir, d'avoir peur et de laisser
gronder l'orage, mais surtout de rester ferme et
sans crainte. Il n'est pas de plus grand débilitant
que la peur, il n'est pas de cause prédisposante
aux maladies plus forte que la débilitation ; l'une
et sa compagne inséparable, concentrent les forces, refoulent le sang vers les poumons, le cœur
et le cerveau, centre des fonctions vitales. Avec
elles, si le terrorifié ne succombe pas d'asphyxie
pulmonaire, congestion sanguine dans un cœur
qui n'ose plus battre ; le sang ne peut porter
la vie aux organes, y entretenir la chaleur ; celui-
ci n'envoie plus, ceux-là (les poumons) ne reçoi-
vent qu'imparfaitement ; les sinus de la dure-
mère se remplissent ; les veines s'engorgent, ainsi
que la substance du cerveau dont les fonctions
se ralentissent : il est comprimé, déprimé même.
Si les parois des sinus et celles des vaisseaux sanguins de l'encéphale se rompent, la mort arrive

plus promptement. Laissant de côté la peur du
mal et le mal de la peur, attendu qu'il n'y a jamais d'effet sans cause, il était et il sera toujours
très logique, dans le cas des épidémies surtout,
de remonter de proche en proche jusqu'aux
causes capables de les produire et de juger un
peu par analogie. Ces diverses questions et les
réflexions qu'elles font naître, il y avait bien des
années que je me les étais faites à moi-même, et
que j'en avais souvent fait part aux chirurgiens
que je fus chargé d'instruire, chaque fois que j'a-
vais à les entretenir des maladies endémiques,
épidémiques, et particulièrement de la fièvre pernicieuse, des adynamies, des fièvres jadis appe-
lées ataxiques, de la pourriture d'hôpital, etc....
Quelques affections cholériques que j'ai eues à
combattre à diverses époques, soit comme
maladie essentielle, soit comme phénomènes
sympathiques (1), me laissaient bien tranquille

(1) Messieurs les membres de la société de médecine de l'Insti-
tut de France, ou Académie des sciences, ne peuvent tous avoir
présens à la pensée les ouvrages ou mémoires que les auteurs se
font l'honneur de leur adresser, mais M. le docteur S.... que j'ai
quelques raisons de croire avoir été chargé de l'examen de mon
travail sur les avantages des statistiques médicales, a dû remarquer
que dans les tableaux des diverses affections morbides qui ont été
observées dans la 2ᵐᵉ division chirurgicale, depuis le 1ᵉʳ septembre 1812 jusqu'au 31 mars 1825, temps de guerre et de paix, le
choléra-morbus est indiqué à la page 44, entre la gastralgie, la
néphrite et la néphalgie, et à la page 56 du même mémoire, de
plus, le procès-verbal de la séance du 1er lundi du mois de dé-

au sujet du choléra dont on nous menaçait, car il n'avait de nouveau pour moi que le titre d'asiatique dont on le qualifiait.

Plusieurs années avant que je me doutasse qu'il nous serait un jour annoncé et presque promis, j'avais eu l'avantage de pouvoir m'entretenir longuement dans plusieurs occasions sur le compte du choléra indien avec Messieurs D... et P... qui, en qualité de généraux, avaient commandé les armées du trop malheureux prince Typo-Saïb... Doués d'un génie observateur, ces deux généraux avaient mis beaucoup d'obligeance à me donner des renseignemens sur les causes, la nature, les effets des épidémies cholériques; sur le choléra lui-même dans l'Inde, sur son action, sur ses conséquences à l'égard des Européens particulièrement. *Ce qui importe* encore beaucoup aujourd'hui, au sujet de toutes les maladies, soit endémiques, soit épidémiques, même le *choléra,* que je n'admets que comme un épiphénomène, c'était et ce sera toujours de connaître ce qui se rattache à chacune d'elles en particulier, de pouvoir faire des rapprochemens desquels il nous devienne possible de tirer des inductions médico-pratiques.

cembre 1829, doit faire mention de la réception de mon ouvrage, puisque ma lettre d'envoi, qui fait mention des volumes que j'ai adressés, ainsi que de mon ouvrage inédit, a été lue dans cette séance, à laquelle j'ai assisté.

Tant qu'à un mode de traitement uniforme, il n'est pas possible, parce que celui ci est subordonné aux constitutions, aux tempéramens des malades, aux influences qui varient à l'infini, à moins de se jeter dans l'empirisme aveugle.

Puisque nous sommes forcés de reconnaître que parmi les causes des maladies, les unes agissent du centre à la circonférence, et les autres de la circonférence au centre ; que du mode d'action et celui de réaction résultent des phénomènes morbifiques, caractéristiques ; que de la nature de ces phénomènes, le médecin peut reconnaître l'état aigu, subaigu ou chronique ; que tantôt il y a simple lésion des fonctions ou altérations organiques, que tantôt les unes sont réunies aux autres, ce qui complique la maladie en même temps qu'elles aggravent l'état du malade, le mode du traitement à adopter dépend donc essentiellement de ces diverses circonstances. Mais dans tous les cas possibles, ce sont toujours les systèmes nerveux qui sont les premiers influencés ; c'est donc aussi par eux que commence la salutaire intervention de la nature dans la réaction, afin de triompher de la cause du mal.

La mauvaise qualité des farines, les produits auxquels celles-ci donnent naissance pendant la fermentation panée, agissant immédiatement sur les parois de l'estomac ou des intestins, par l'intermédiaire des nerfs ganglionaires, il en résulte des gastralgies ainsi que des entéralgies... Mais parmi les combinaisons chimiques qui s'opèrent pendant la panification, il peut s'en rencontrer de telle nature, que les membranes muqueuses peuvent en être altérées dans leur texture, l'effet délétère en être porté par les nerfs jusque sur la moëlle épinière, sur les ganglions cervicaux, thorachiques, pulmonaires, et sur le plexus cardiaque; il s'en rencontre, mais rarement, dont la spécifité d'action ait lieu sur les plexus et sur la caloricité qu'ils éteignent. Je me suis attaché à indiquer les accidens maladifs produits par les altérations des grains, ou par des substances de nature dangereuse pour la santé, et même pour la vie de l'homme, ainsi que pour celle des animaux; je les ai présentés dans l'ordre naturel et dans lequel je les ai vus se développer parmi les accidens maladifs essentiels.

A partir des premiers instans de l'invasion de la maladie jusqu'à ceux de sa terminaison, soit par le rétablissement de la santé, soit par la mort, c'est donc sous l'empire de la réaction que l'on peut rencontrer des phlegmasies aiguës, des muqueuses, des hépatisations, des altérations organiques, des engorgemens passés aux divers états, dans les glandes du mésentère, des squirres du pylore et de la valvule ileo-cæcale, des courbures des os, le rachitisme, la flexion des os longs, le scrophule et les phthisies tuberculeuses, l'hypo-

chondrie, la mélancolie, la monomanie,quelque-
fois avec des accès de frénésie, le plus souvent
intermittente , mais toujours accompagnée de
surexcitation, d'exaltation, de fureur même, si le
malade éprouve des contrariétés et de la ré-
sistance à ses volontés ; la consomption dorsale,
tubes dorsalis, l'amaigrissement, l'atrophie, une
grande débilitation, surtout dans les membres
inférieurs , des exfoliations de la muqueuse,
lesquelles se sont étendues de la surface de la
langue jusque dans le rectum (1).

La partie historique du choléra , pour ce qui
a rapport à la France, nous a fait connaître qu'il
a régné dans trente-sept départemens, dans quelques cantons avec plus ou moins de gravité, avec
des suites fâcheuses.

Dans certains endroits, dans le nombre des
trente-sept, treize en ont particulièrement souf-
fert (ceux situés entre Seine , Marne et Loire).
Les recherches que j'ai faites et dont les preuves
sont indiquées dans les chapitres précédens ,
m'ont démontré qu'indépendamment des causes
prédisposantes, efficientes et déterminantes, il
faut mettre au nombre des dernières et comme

(1) Chez un malade, M. ...,. dont les proches parens ont succombé à l'époque du choléra , qu'il paraitrait avoir eu, et qui,
après l'avoir mis dans le plus grand danger de périr, l'a jeté dans
un état d'épuisement pour lequel je lui donne mes soins depuis
plusieurs mois. Aujourd'hui (mois de mars), il est complètement
rétabli.

complication, la gastralgie, l'entéralgie,etc., produites par les farines provenant des grains atteints
par la nielle, le marronnage, le charbon, l'ergot
ou les charançons, les vesces sauvages,etc. Mais,
attendu que les habitans d'un même village, de
la même maison, les uns ayant employé des
grains qu'ils avaient fait moudre au moulin à
vent, d'autres dans les moulins à eau, d'autres
ayant acheté des farines repassées ou non repassées, d'autres enfin pour lesquels on avait
acheté de belles farines à la halle et dont ils se
sont très bien trouvés, tandis que des accidens
cholériques étaient produits antérieurement,
tant et tant d'autres preuves que je pourrais accu-
muler, portent à conclure, ainsi que je le crois,
que des farines de mauvaise qualité, à cause des
phénomènes gastralgiques, ont fait songer à
l'existence d'un choléra chez le plus grand
nombre des malades. Beaucoup d'entr'eux étaient
atteints de suette miliaire : maladie qui a régné
épidémiquement en 1822 dans les mêmes endroits, villages et cantons des départemens de
l'Oise, de Seine-et-Oise, Seine-et-Marne,dans lesquels il y a eu aussi le plus grand nombre de pré-
tendus cholériques.

Tel est le sort fatal qui entraîne les humains,
qu'une impulsion donnée, le plus grand nombre
y cède... Depuis le fameux Paracèlse, combien
de systématiques non moins déraisonnables que

lui, ont eu des disciples, des malades, des morts, des victimes, etc. ; donc, il est permis de con- clure que, puisqu'il n'y a pas d'effets sans causes, jamais circonstances, jamais maladie épidémique n'ont produit plus de faits avérés et fourni plus de preuves.

Pendant l'épidémie névropathique caractérisée par des phénomènes névralgiques, etc., il nous a paru que jamais un plus parfait ensemble de causes et de signes pathognomoniques ne pou- vait exister comme indicatif, démonstratif, et ne pouvait déposer plus judicieusement contre tous les dangers qu'il y a et qu'il y aura toujours à nourrir les animaux avec des grains avariés, cariés, charbonnés, et à ne pas s'opposer à ce que les farines fournies par des grains non cotés sur les marchés et non recevables puissent être em- ployées.

Quelques spécieuses que soient les raisons qu'on pourrait faire valoir, il faut que l'autorité requière la stricte exécution des lois, réglemens et arrê- tés de police, sur la vente des grains et sur l'em- ploi des farines, ainsi que sur la manutention du *pain*.

Je laisse donc aux inventeurs des machines employées à laver et à sécher les grains, le soin de faire connaître comment ils sont parvenus à sépa- rer des blés, seigles, orges, et de toutes les semences légumineuses, ou autres qui pourraient en valoir

9

la peine, tous les corps qui leur sont étrangers, et toutes les parties si nuisibles à la santé et même à la vie, que les procédés connus jusqu'ici n'ont pu réussir à enlever, et qu'on n'enlèvera jamais qu'au moyen du lavage. Si depuis plusieurs années résumant tout ce que l'expérience des camps et des hôpitaux m'avait appris à cet égard, je n'avais été dans le cas de vérifier et de m'assurer des diverses qualités de pain de farines faites avec des grains pris dans les divers dégrés d'altération ; si je n'avais comparé ces différentes espèces de pain avec ceux manutentionnés avec des farines extraites des grains rendus à la plus parfaite pureté ; je suivrais encore la conduite que j'ai tenue jusqu'alors, celle de m'abstenir de donner de la publicité aux choses que la prudence conseille de taire, mais dont l'humanité veut que le médecin s'occupe, chaque fois qu'il s'agit d'être utile aux hommes, en diminuant la somme des maladies auxquelles ils ne se trouvent que trop souvent exposés.

Comme médecin, et autant que je serai en position de le faire, je regarderai toujours comme un devoir de solliciter la surveillance de la haute administration sur tous les objets qui ont des rapports avec la conservation de la santé et de la vie des habitans des villes, ainsi que de ceux des campagnes.

Fais ce que dois, advienne que pourra...

Telle a été ma devise : j'ai fait tout ce qui était
en mon pouvoir pour y rester fidèle, tant que
j'ai été en activité de service (1). Refoulé dans l'é-
tat civil, je ne m'écarterai jamais de ce principe
qui a servi de règle à toutes mes actions.

J'ai regardé et je regarderai toujours comme
des obligations sacrées imposées aux praticiens (2),
et dont il ne leur pas permis de pouvoir s'affran-
chir sous peine de lèse-humanité, de se dévouer
tout entier à son culte ; car la médecine-pratique
est réellement un sacerdoce (3)...

S'il entre dans les attributions du médecin de
s'occuper de l'hygiène publique et privée, ainsi
que d'éclairer les divers pouvoirs sur chaque objet
qui peut porter préjudice à la santé, ceux-ci, à leur
tour, doivent essentiellement et par-dessus toute
chose, s'occuper d'assurer les subsistances, car il
dépend d'eux :

1º De conserver et de faire conserver pour des
temps de moindre produit ; 2º de surveiller et de
faire surveiller les grains mis en vente ; 3º de les
faire sanifier ; 4º d'exiger qu'ils soient criblés et
que tout grain qui se trouve mêlé avec le blé et
qui peut porter atteinte à la santé, en soit extrait ;
5º de redoubler de surveillance envers les spécu-

(1) De 1792 à 1830 sans interruption.
(2) Un dévouement sans bornes à l'humanité souffrante.
(3) Ce que j'ai dit plus haut doit suffire pour prouver ce que
j'avance.

lateurs, surtout dans les temps de disette, ou dans les cas d'approvisionnemens par entreprise ; 6° de se faire rendre compte des maladies et de quelle nature ont pu être celles dont les bestiaux auraient été atteints après la moisson, époque à laquelle les fermiers font passer les moutons sur les terrains moissonnés, ainsi que des accidens maladifs qui pourraient être rapportés aux fourrages et aux criblures...

De ces faits il résulte (et la chose a été très bien sentie dans tous les temps), que les plus grands intérêts se rattachent non seulement à la quantité, mais peut-être plus encore à la qualité des subsistances. Le commerce des grains touche de bien près au plus grands intérêts des états, aux succès des armées, à la conservation des braves, au maintien de la gloire et de l'honneur d'une nation, ainsi qu'à la conservation des conquêtes pour lesquelles elle a souvent versé le plus pur de son sang.

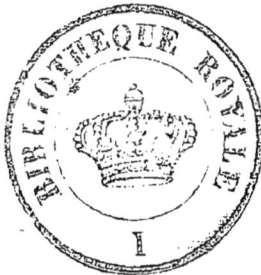

www.ingramcontent.com/pod-product-compliance
Lightning Source LLC
Chambersburg PA
CBHW062018200326
41519CB00017B/4839